TRAITEMENT

DES

TUMEURS MALIGNES INOPÉRABLES

OU RÉCIDIVENTES

PAR LES SELS DE QUININE

(MÉTHODE DE M. JABOULAY)

PAR

Le Dr Antoine-Georges NAPIER

DE L'UNIVERSITÉ DE PARIS

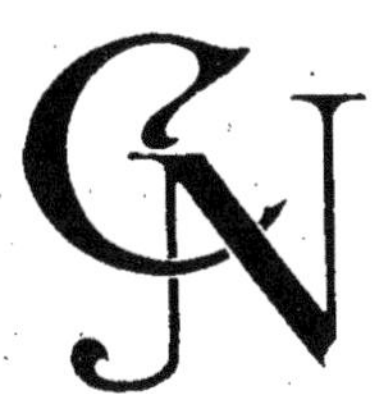

PARIS

ANC^ne LIBRAIRIE G. CARRÉ ET C. NAUD

C. NAUD, ÉDITEUR

3, RUE RACINE, 3

—

1901

TRAITEMENT

DES

TUMEURS MALIGNES INOPÉRABLES

OU RÉCIDIVENTES

PAR LES SELS DE QUININE

(MÉTHODE DE M. JABOULAY)

PAR

Le Dr Antoine-Georges NAPIER

DE L'UNIVERSITÉ DE PARIS

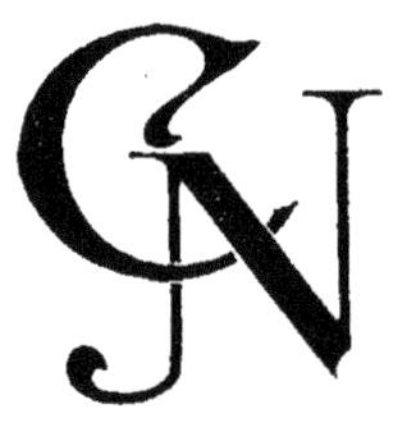

PARIS

ANC^{ne} LIBRAIRIE G. CARRÉ ET C. NAUD

C. NAUD, ÉDITEUR

3, RUE RACINE, 3

1901

A MES PARENTS

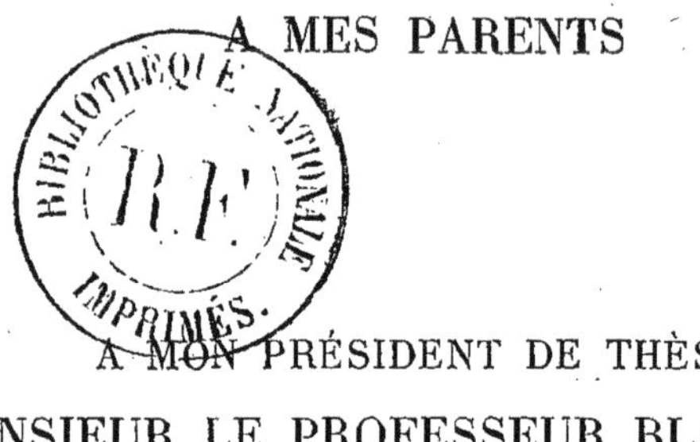

A MON PRÉSIDENT DE THÈSE

MONSIEUR LE PROFESSEUR BLANCHARD

A MON MAITRE

MONSIEUR LE DOCTEUR LAUNOIS

PROFESSEUR AGRÉGÉ
MÉDECIN DE L'HOPITAL TENON

tous ceux qui furent mes maîtres, à Alexandrie ou à Lausanne, à Montpellier ou à Paris, ont eu pour moi la même bienveillance et la même sollicitude. Chacun d'eux a façonné, à sa manière, l'argile de mon cerveau et leurs efforts réunis ont fait de moi ce que je suis.

Je profite de l'unique occasion qui s'offre à moi aujourd'hui pour leur dire mes sincères remerciements et ma profonde gratitude.

Quoique la reconnaissance n'ait point de degrés et que je ne puisse rien dire pour l'un d'eux qui ne se rapportât également à tous, je dois, cependant, une mention toute particulière à mon cher maître le Dr LAUNOIS. M'ayant, en effet, recueilli dans son service en un moment d'hésitation et de doute, il m'a donné à son insu des leçons journalières de volonté et d'énergie ; il a stimulé mon zèle et dissipé mes craintes en m'offrant un exemple personnel de labeur continu, de belle humeur constante, et de bonté d'âme infinie.

C'est lui qui m'a inspiré cette étude ; si elle a quelque mérite, c'est à lui qu'en revient une grande part.

Je remercie très vivement aussi M. le Pr BLANCHARD qui a bien voulu me faire l'honneur de présider cette thèse.

INTRODUCTION

And I am apt to think that many a Patient hath been suffered to dye whose life might have been saved if Physitians would have but thought it possible to save it.

> Robert BAYLE. — *On Usefulnesse of Experimental Naturale Philosophy*, 1664.

Je croirais volontiers que beaucoup de malades dont on aurait pu sauver la vie sont morts simplement parce que leurs médecins n'ont pas pensé qu'ils auraient pu les guérir.

> R. BAYLE. — *Sur l'utilité de l'expérimentation dans les sciences naturelles*, 1664.

L'ère antiseptique a facilité la multiplication et l'innocuité des interventions chirurgicales dans les cas de tumeurs malignes ; elle semble, par contre, n'avoir que peu augmenté la survie des opérés. Pour certains auteurs même, le vieil Hippocrate a toujours raison : *Cancros omnes melius est non curare ; curati enim cito pereunt ; non curati longius perdurant* (1).

Cependant, les recherches faites dans ces dernières années sur la *pathogénie du cancer* nous font entrevoir la

---

(1) Promptuarium Hippocratis. C. A. Duplessis, Lyon, 1683.

cause probable de cette affection et nous permettent d'espérer un remède plus efficace, certainement, que l'expectation et moins aléatoire, peut-être, que l'intervention chirurgicale. Des tentatives nombreuses ont déjà été faites dans un but curatif; c'est l'une de ces tentatives qui fera le sujet de l'étude que nous avons, pour la commodité de l'exposition, divisée en deux parties.

La première comprend un résumé succinct des diverses théories qui ont été récemment proposées pour expliquer la pathogénie du cancer; nous avons, à dessein, insisté plus particulièrement sur les raisons et les faits qui militent en faveur de la *nature parasitaire* de l'affection et qui tendent à montrer que le parasite incriminé est un *sporozoaire*.

Ayant eu connaissance des études entreprises à Lyon par le P^r agrégé Jaboulay, sur le traitement des tumeurs malignes inopérables ou récidivantes par les sels de quinine, mon maître, le Dr Launois, utilisa à son tour le même procédé et voulut bien nous associer à ses recherches. L'exposé des résultats qui ont été obtenus formera la deuxième partie de notre travail qui comprendra, de la sorte, nos observations personnelles et celles qui nous ont été si gracieusement communiquées par M. Jaboulay. Ces observations, quoique peu nombreuses, nous ont amené à des conclusions qui, si elles ne sont pas décisives, nous encouragent cependant à persévérer et à améliorer une méthode encore trop empirique.

PREMIÈRE PARTIE

Le cancer maladie infectieuse et parasitaire.

Sommaire : *Le cancer paraît être de nature infectieuse et parasitaire.
— Faits de présomption: évolution; accroissement numérique ;
distribution géographique; contagions médiate et directe. — Faits
d'expérimentation : sur les animaux; sur l'homme. — Discussion ;
objections de Brault, de Fabre Domergue. — Preuves de la
nature animée des figures anormales rencontrées dans le cancer. —
Ces figures anormales sont des sporozoaires. — Hypothèses con-
traires et théories évolutionnistes.*

L'évolution clinique des *tumeurs malignes,* leur ex-
tension rapide, comme d'ailleurs leur habituelle généralisation, la cachexie profonde dont elles s'accompagnent,
font supposer que le cancer, maladie complexe, à la fois
générale et locale, est de nature tout à la fois infectieuse
et parasitaire.

Cette conception n'est pas d'origine récente, car en
1672 déjà, Nicolas Tulpius, immortalisé par Rembrandt
dans sa « Leçon d'Anatomie », écrivait (1) : « Cancer ul-
« ceratus juxta ac oculorum inflammatio contagiosus
« est » ; à l'appui de sa thèse il rapporte le cas d'une ser-

---

(1) N. Tulpii Observationes medicae. Amsterdam, 1672, cité dans *The
Practitionner,* april 1899.

vante qui contracta la maladie en soignant sa vieille maîtresse atteinte d'une « ulcération fétide du sein ».

Des faits analogues et similaires furent communiqués
par Zacutus Lusitanus en 1649(1), Juncker en 1731(2) et
d'autres, en si grand nombre que la question de la conta-
giosité du cancer fut discutée à l'Académie de Lyon en
1773. Elle ne fut point résolue par l'affirmative ; mais
quelque temps après, en 1778, on fit transférer en
dehors de la ville un hôpital de cancéreux récemment
fondé et entretenu par 25 000 livres de rentes qu'avait
laissées le chanoine J. Godinot(3).

Jusque vers la fin du XIXᵉ siècle, la *théorie de la conta-
giosité* du cancer fut presque abandonnée, et les *théories
évolutives* prévalurent ; mais depuis quelque temps des
recherches approfondies furent faites sur les tumeurs et
les questions qui s'y rattachent et, de nouveau, l'hypothèse de leur origine parasitaire fut reprise, étayée cette
fois-ci sur un nombre considérable de faits de clinique
et d'expérimentation.

L'évolution même de la maladie, avons-nous dit, sa
généralisation et la cachexie qu'elle provoque fournissent
un premier argument en faveur de sa nature parasitaire :
on est tenté, en effet, de la rapprocher avec Rosewell

---

(1) Za. LUSITANI Opera omnia. Lugduni, 1649, in Bosc. Le cancer.
(2) JUNCKER, cité dans *The Practitionner*.
(3) H. G. PLIMMER. On the Aetiology and Histology of Cancer. *The Practitionner*, 1899. Cet hôpital existe encore aujourd'hui ; il se trouve près de la
Faculté de médecine ; après avoir été pendant longtemps l'hôpital des homéo-
pathes, il sert actuellement comme asile de vieillards.

Park « d'une autre maladie dont personne à l'heure ac-
« tuelle ne songe à nier l'origine infectieuse, quoique son
« agent pathogène soit encore inconnu, nous voulons
« nommer la syphilis » (1). Dans les deux maladies, on
trouve le même début, c'est-à-dire une lésion initiale le
plus souvent unique ; la généralisation se fait par les lymphatiques dans les deux cas et la cachexie finale est la
même. Or, très souvent, le chancre initial passe inaperçu
dans le cas de syphilis et ce n'est que très longtemps
après cet accident primitif, souvent des années, que l'on
est appelé à soigner un ulcère d'origine inconnue, qui
cède rapidement au traitement spécifique. Peut-être la
lésion cancéreuse elle-même, n'est, elle aussi, que la ma-
nifestation tardive d'une infection antérieure passée
inaperçue. Cette hypothèse expliquerait beaucoup de
faits obscurs dans l'histoire clinique du cancer, notam-
ment l'âge tardif auquel il apparaît, ainsi que certains
cancers héréditaires qu'on a voulu expliquer par la
théorie de l'inclusion ovulaire (2).

Mais à côté des hypothèses, il existe des faits cliniques
et expérimentaux tout à fait favorables à la conception de
l'origine infectieuse du cancer : ils constituent même,
déjà, un ensemble de documents concrets sur lesquels la
discussion scientifique peut se baser.

----

(1) Rosewell Park. A further Inquiry into the Frequency and Nature of
Cancer. *The Practitionner*, 1899.

(2) La théorie de l'inclusion fœtale de Critzman suppose que le cancer est
le résultat d'une grossesse gémellaire dans laquelle un des produits se dévelop-
perait dans l'autre à l'état monstrueux : un cancer serait, par conséquent, un
frère monstrueux du porteur. Gombault, in *Traité de médecine*.

Au dire des divers auteurs qui se sont occupés dans ces derniers temps de cette question, il faut signaler une augmentation notable de fréquence du cancer dans les différentes localités où ils ont recueilli leurs observations. Williams (1), Newsholme (2), Franck Payne (3), Herbert Snow (4) en Angleterre et en Amérique, Behla (5) en Allemagne, nous le prouvent, chiffres en mains, dans des statistiques sévères. En France, on n'a point, jusqu'ici, publié de statistique ; mais le Dr Jaboulay nous assurait que, pour Lyon du moins, la carcinose avait augmenté dans des proportions extraordinaires pendant ces dix dernières années.

Dans ces mêmes pays, on a de plus remarqué que la distribution du cancer n'est pas quelconque : la maladie apparaît, en effet, *par taches,* des taches d'infection s'observant à côté de taches d'immunisation dans des régions très voisines soumises aux mêmes conditions climatériques, mais dont les conditions géologiques diffèrent. Cette répartition est la résultante de causes probablement multiples qui sont encore inconnues ; cependant, quelques auteurs ont essayé de l'expliquer en étudiant la topographie des lieux et en insistant particulièrement sur la nature du sous-sol. Alfred

---

(1) WILLIAMS. *The Lancet,* october 1899.

(2) Arthur NEWSHOLME. Statistics of Cancer. *The Practitionner,* 1899.

(3) Franck PAYNE. A Lecture on the Increase of Cancer. *The Lancet,* 1899.

(4) BEHLA. *Centralblatt für Bakteriologie,* 1898, t. XXIV.

(5) H. SNOW. Humanitarian, february 1901.

Haviland (1) étudiant la distribution des diverses maladies en Angleterre et dans le Pays de Galles a dressé une carte en 1851 d'après laquelle il constate que le cancer était plus abondant dans les endroits où le sol, de nature argileuse, peu perméable et humide laissait stagner les eaux déversées par les ruisseaux du voisinage ; au contraire, le cancer était rare dans les lieux élevés et secs où le sol calcaire et perméable offrait un drainage parfait et empêchait la stagnation de se produire. Behla en Allemagne (2), E. Nason (3), d'Arcy Power (4) en Angleterre, Arnaudet (5), Mollière (6) en France ont confirmé depuis, l'observation de Haviland. C'est également à la constitution du terrain que Arnaudet attribue le fait que dans une tache d'infection, il y ait des centres plus dangereux, des rues, des maisons pour lesquels le cancer dénote une certaine prédilection. Il cite une rue de Cormeilles dans laquelle on a observé 21 cas de cancer en 40 ans, sur différentes personnes qui y ont successivement habité sans que celles-ci eussent entre elles aucun lien de parenté. Mollière rapporte également un cas analogue (7). Fiessinger a remarqué

---

(1) A. HAVILAND. The Medical Geography of Cancer in England and Wales. *Practitionner*, 1899.

(2) BEHLA. *Loc. cit.*

(3) E. NASON. *British med. Journal*, march 1899.

    ID.   Cité dans les Causeries scientifiques de H. de Varigny. *Le Temps*, 10 mars 1901.

(4) D'ARCY POWER. *Loc. cit.*

(5-6) Cités dans *Thèse* de A. MARIE. Paris, 1895-96.

(7) In BOSC. Le cancer.

d'autre part que dans les pays forestiers la mortalité par carcinose est beaucoup plus élevée chez les personnes que leurs fonctions appellent dans les bois (douaniers, gardes); les arbres dans ces régions présentent des excroissances fréquentes et c'est précisément dans les endroits où ils sont le plus atteints qu'il a rencontré une mortalité cancéreuse plus considérable. Dans ces faits, il ne voit pas une coïncidence singulière, mais bien une relation de cause à effet; aussi, sans nier l'influence de la nature géologique de l'endroit, attribue-t-il un rôle très important à ces tumeurs végétales qu'il rapproche du cancer de l'homme (1).

Noel (2) a, de son côté, constaté que dans un pays jusque-là indemne des infections pouvaient se produire; le premier cancer frappait alors l'étranger, ou l'autochtone revenu du dehors après une absence plus ou moins longue ; celui-ci constituait alors pour ses compatriotes une source d'infection, tout comme le tuberculeux qui ramène les bacilles de la caserne ou de la ville, et les dissémine autour de lui. D'Arcy Power (3) a vu, en outre, dans une même maison, une partie seule, une chambre, communiquer la maladie à ses habitants successifs.

Ces faits et d'autres analogues ne pourraient être expliqués par les seules conditions géographiques de l'en-

---

(1) *Thèse* Noël. Paris, 1896-97.
   Thèse Chevallier. Paris, 1897-98.
(2) *Thèse* Noël.
(3) *The Practitionner*, 1899.

droit ; aussi a-t-on pensé à donner une autre interpré-
tation et à admettre que le cancer pouvait être occa-
sionné par un être animé ; sa plus grande fréquence
dans les climats tempérés et humides, sa rareté dans les
pays chauds, sa localisation au voisinage des cours d'eau et
des bois, plaident en faveur de cette hypothèse, et d'Arcy
Power comparant le cancer à la malaria croit trouver
entre ces deux maladies une relation certaine, mais une
relation d'ordre inverse : là où la malaria fait rage, le
cancer est rare : « S'il m'était permis d'émettre une
« théorie, dit-il, j'imaginerais volontiers que la cause du
« cancer est un organisme analogue, et vivant dans les
« mêmes conditions quel'hématozoaire du paludisme ; il
« en différerait par sa période d'incubation qui serait
« plus longue, parce qu'il s'attaquerait à des tissus
« quelque peu dégénérés, et par ce que son action ne
« serait plus spécialisée dans le sang, mais bien dans
« certains tissus dans lesquels il pénétrerait et occasion-
« nerait une prolifération rapide » (1).

Cette hypothèse explique, d'autre part, pourquoi les
néoplasmes se rencontrent de préférence sur les parties
découvertes (seins, téguments), au niveau des orifices
naturels et dans leur voisinage (bouche, anus, py-
lore), c'est-à-dire, sur des parties exposées aux trauma-
tismes et, aussi, aux infections extérieures ; cependant
M. J. Fadyean, directeur de l'École vétérinaire de Londres, trouve (2) au contraire, que, chez les animaux do-

---

(1) D' Arcy Power. *Loc. cit.*
(2) Fadyean. Cancer in Lower Animals. *Practitionner*, 1899.

mestiques du moins, les parties exposées telles que la
langue, la mamelle et l'utérus ne sont que rarement
atteintes ; mais loin de nier pour cela l'origine parasitaire de l'affection, il admet volontiers que le germe
infectieux du cancer est inoculé à l'animal, ainsi qu'à
l'homme probablement, par un intermédiaire vivant qui
nous est encore inconnu.

Des observations récentes semblent justifier cette
conception et nombreux sont les animaux accusés aujourd'hui de jouer ce rôle d'intermédiaire. Leur nombre
n'implique pas, cependant, la multiplicité des parasites
cancéreux ; il indique seulement que ce parasite — qui
peut évidemment varier d'espèce — est susceptible de
végéter sur des hôtes différents. Le poisson, l'escargot,
ont été dénoncés par Bosc (1) ; Fiessinger incrimine la
mouche (2). Mon maître, le P⁰ Forgue de Montpellier, se
plaisait à nous raconter le fait suivant : Un homme
avait écrasé une grosse mouche sur sa joue que l'insecte
venait de piquer ; exactement à l'endroit de la piqûre, il
s'est développé plus tard un épithélioma à marche rapide.

Les sagaces expériences de Henry Morau (3) ne tar-
tèrent pas à donner à ces observations une confirmation
scientifique : observant des souris, il a, en effet, remarqué que les animaux sains et isolés contractaient des tumeurs toutes les fois qu'on introduisait dans leurs cages
des punaises prises sur des souris cancéreuses.

------

(1) Bosc. *Loc. cit.*
(2) In *Thèse*, Noël. Paris, 1896-97.
(3) In Bosc. *Loc. cit.*

Le rôle pathogénique attribué aux insectes paraît donc établi. Ne pourrait-il pas aussi expliquer cet autre fait qui nous a frappé dans nos recherches, à savoir, que tous les malades que nous avons examinés et dont on lira l'observation clinique plus loin, élevaient chez eux des oiseaux ; et, l'on sait, d'ailleurs que la faune parasitaire de ceux-ci est très abondante.

Toutefois l'intermédiaire vivant n'est pas toujours indispensable pour expliquer la contagion ; de nombreuses observations nous montrent que celle-ci peut se faire directement soit d'homme à homme, soit d'un animal à l'homme et même vice versa :

Kühn (1) cite une femme de la campagne qui contracta un cancer encéphaloïde du doigt en pansant une vache cancéreuse ; Jurgens (2) expérimentant sur des poules se blesse au pouce et voit se former à l'endroit coupé une tumeur qui n'a cédé qu'après huit semaines de cautérisations journalières ; Budd (3) enfin, raconte l'histoire d'un chien qui succomba d'un cancer à la langue pour avoir léché les lèvres de sa maîtresse atteintes de cancer.

La contagion directe de l'homme à l'homme se rencontre surtout chez les gens dont la profession exige de rapports fréquents avec les malades (médecins, infirmières). Sans compter les cas déjà cités de Lusitanus et de

---

(1) In Bosc. Le cancer.
(2) In Bosc. Le cancer.
(3) In Bosc. Le cancer.

Nicolas Tulpius (v. p. 11), les statistiques de Smith (1) et
de Budd (2) sont très éloquentes : ce dernier rapporte
que cinq chirurgiens du Cancer Hospital de Londres
moururent, dans la suite, de cancer ; Emson, entre autres, meurt 8 mois après une piqûre qu'il s'était faite
dans une autopsie. Bosc (3) cite le cas de Germonprez
qui, en soignant une cancéreuse, contracte une verrue
ayant résisté plus de dix-huit mois à toute sorte de médications. A ce groupe d'observations de contagion profes-
sionnelle, il faut rattacher les cas absolument probants
de Hall, Mac Ewen cités par Kirmisson (4) et ceux de
Guelliot (5) sur le cancer conjugal où la femme et l'homme
ont eu réciproquement un cancer de l'utérus et un cancer de la verge.

En regard de ces données qui constituent de fortes
présomptions, et même, des preuves indirectes de la nature contagieuse et parasitaire du cancer, il faut placer
des faits expérimentaux dont quelques-uns semblent
assez décisifs pour entraîner la conviction :

Partant de ce point, à savoir, que le cancer est infectieux, on doit pouvoir le reproduire sur des animaux de
même espèce ou d'espèce différente, en inoculant soit

---

(1) *The Practitionner*, mars 1899.
(2) *The Practitionner*, mars 1899.
(3) Bosc. *Loc. cit.*
(4) In QUÉNU, art. Cancer, dans le Traité de chirurgie de Duplay et Reclus.
(5) In *Thèse*, NOËL, 1896-97.

des fragments de tumeur, soit des organismes retirés des néoplasmes.

Le premier auteur qui tenta l'expérience fut Peyrilhe (1) qui, en 1773, introduisit des fragments de cancer dans le corps d'un chien. Le résultat fut négatif puisque, quelques mois après, lorsqu'on sacrifia l'animal, on ne trouva aucune tumeur dans l'endroit inoculé, pas plus que dans aucun autre organe. De nombreuses tentatives similaires demeurèrent, elles aussi, sans résultat ; comme exceptions il faut citer les succès obtenus par Langenbeck (2), Follin (3), Firket (4). Tout dernièrement, Mayet de Lyon, après de nombreux échecs d'implantation directe, a réussi à provoquer un néoplasme chez un chien en lui injectant de la glycérine pure dans laquelle il avait trituré des fragments de cancer humain.

Les expériences faites sur les animaux de même espèce ont été plus heureuses ; il existe, en effet, des faits positifs dus à Hanau (5) sur les rats, à H. Morau (6) sur les souris blanches, à Wehr (7) sur les chiens. A l'autopsie des animaux qui servaient aux expériences, on a trouvé d'une façon constante des nodules sous-pleuraux de volume variable ; l'examen microscopique démontra que ces nodules étaient formés de tissu épithélial sem-

---

(1) Quénu. Traité de chirurgie.
(2) Cités dans la *Thèse* A. Marie, 1895-96.
(3) Cités dans la *Thèse* A. Marie, 1895-96.
(4) Ménétrier. Les tumeurs, in Traité de pathologie générale.
(5) In Bosc. *Loc. cit.*
(6) In *Thèse* A. Marie, 1895-96.
(7) In Bosc. Le cancer,

blable à celui de la tumeur primitive qui avait été ino-
culée.

Henry Morau (1) surtout, rapporte des faits qui sont
tout à fait concluants : une souris blanche de son labo-
ratoire présentait depuis un mois environ une tumeur
dans l'aisselle droite ; quand l'animal eut mis bas sa
25ᵉ portée, la tumeur qui semblait indolente se mit
brusquement à se développer et nécessita bientôt
l'extirpation. L'animal mourut peu de temps après.
Avec cette tumeur, qui fut reconnue microscopique-
ment comme un épithéliome cylindrique, M. Morau ino-
cula des animaux de même espèce, mais d'ascendants
différents ; il fit aussi avaler régulièrement à d'autres
des morceaux de cette tumeur associés à de la mie de
pain. Ces deux séries d'animaux présentaient au bout de
trois ou quatre mois des tumeurs dans l'aisselle, et, lorsqu'on les sacrifia, l'examen microscopique accusait le
type histologique de la tumeur primitive. Bien mieux,
ces tumeurs de la première génération furent inoculées
en séries à des animaux issus de parents néoplasiques
et de parents indemnes ; ceux-ci comme ceux-là présentèrent des tumeurs histologiquement semblables.
D'autres animaux, issus de parents néoplasiques, que l'on
avait laissés vivre à l'écart, ne présentèrent en aucun
moment le moindre nodule, ni sous la peau, ni dans les
viscères.

Pour ce qui a trait à l'homme, nous ne connaissons

---

(1) H. Morau. Recherches expérimentales sur la transmissibilité de certains
néoplasmes, in *Archives de médecine expérimentale*, 1894.

jusqu'ici que quatre cas d'inoculation, dont un seul est négatif, celui de Senn (1); les trois autres sont tout à fait démonstratifs, en particulier un des deux cas communiqués par le Pr Cornil à l'Académie de médecine en 1891 (2): Un chirurgien avait inoculé sous le sein gauche un petit fragment d'une tumeur épithéliale enlevée au côté opposé. Quelques jours plus tard, il se formait, après la cicatrisation normale de l'incision, un petit nodule induré qui, au bout de deux mois, atteignait la grosseur d'une amande. A l'autopsie que l'on eut l'occasion de faire quelques mois après, on n'a trouvé aucun noyau secondaire dans aucun organe, et l'examen histologique de la tumeur produite après l'inoculation a décelé une structure semblable à celle de la tumeur primitive.

Si ces expériences déduites d'une hypothèse logique ne donnèrent que peu de résultats, c'est que apparemment les méthodes employées étaient primitives. Il est cependant certain que les inoculations de fragments d'une tumeur cancéreuse dans les tissus d'un animal ne produisent pas une irritation simple ou une inflammation banale, mais bien une réaction spéciale dans laquelle les éléments du tissu, quel qu'il soit, subissent un processus de prolifération rapide. On rencontre en outre, entre ces éléments et le plus souvent à leur inté-

---

(1) Bosc. Le cancer.

(2) In Quénu. Article Cancer, dans Traité de chirurgie, et Aug. Marie, *Thèse*, 1895-96.

rieur, des formations tout à fait anormales. Il fallait donc
examiner la nature de cette réaction, étudier ces productions irrégulières et voir si on devait les considérer
comme des dégénérescences cellulaires, ainsi que le
veulent les évolutionnistes, ou bien s'il ne fallait pas, au
contraire, y reconnaître un germe infectieux vivant,
animal ou végétal, ainsi que le proclament les partisans
de la théorie parasitaire. De bonne heure, on s'est mis
à la tâche, mais chacun avec une idée préconçue : les
évolutionnistes s'acharnaient à voir des dégénérescences
dans ces aspects anormaux de la cellule ; les autres, au
contraire, voyaient des parasites, même dans les dégénérescences réelles qui pouvaient coexister.

Dans une série de travaux remarquables (1), Brault
s'est efforcé de prouver que le cancer n'est pas d'origine
parasitaire. Les lésions d'origine parasitaire, dit-il, sont
subordonnées à la vitalité même des parasites : lorsqu'en effet ceux-ci pénètrent dans nos tissus, ils provoquent une réaction défensive de l'organisme, réaction
dont le résultat est, ou bien la destruction des tissus par
les parasites, ou bien la disparition de ceux-ci si les tissus ont pu leur résister et les détruire ; il n'y a aucu-
nement exagération des propriétés vitales de la cellule,
ni création de tissus, mais affaiblissement progressif,
puis destruction. Dans les affections cancéreuses, au
contraire, il y a évolution continue de la cellule et sub-

---

(1) A. Brault. De l'origine non bactérienne du cancer, in *Archives de
méd.*, 1885.
A. Brault. Discussion sur la théorie parasitaire des tumeurs, in Manuel
d'histologie pathologique de Cornil et Ranvier.

stitution véritable d'un tissu à un autre ; la cellule cancéreuse détruit, en effet, tous les organes qu'elle trouve
sur son passage et les remplace par un tissu de nouvelle
formation qui n'est plus, comme précédemment, un tissu
provisoire de défense, mais bien un tissu définitif. La
lésion cancéreuse n'étant pas comparable à une lésion
parasitaire ne peut donc pas avoir pour cause un parasite ; les corpuscules que l'on y rencontre, très rarement
du reste, ne sont en réalité, à cause de leur rareté même
et de leurs formes si variables, que des dégénérescences
de cellules.

D'autre part, Fabre-Domergue (1) nie l'existence des
parasites dans le cancer en se basant sur ce fait histologique, à savoir que le cancer dans ses métastases reproduit exactement le type de la cellule primitive. Avec la
spécificité cellulaire nettement établie aujourd'hui, on
ne comprend pas pourquoi un parasite provoquerait la
prolifération d'un tissu autre que celui de l'organe dans
lequel il se trouve. Le parasite, dira-t-on, pourrait avoir
une action spécifique sur ce tissu ; mais alors, il faudra
supposer autant de parasites spécifiques qu'il y a de
types histologiques différents ; et, comme ces différents
types ne sont jamais nettement dissociés, mais qu'il
existe, au contraire, entre eux une gradation lente et
continue, il faudra encore supposer une gamme ininterrompue de parasites spécifiques, ce qui est peu probable,
ou bien admettre qu'un seul parasite peut agir différem-

____

(1) Fabre Domergue. Discussion sur l'origine coccidienne du cancer, in
Annales de micrographie, 1894.

ment suivant.les circonstances, ce qui est à l'encontre de l'idée même de spécificité.

Certes, on ne peut nier qu'il y ait une certaine différence entre les lésions parasitaires et les lésions cancéreuses ; mais, si tous les parasites connus détruisent les tissus dans lesquels ils pénètrent, pourquoi n'y en aurait-il pas qui exagéreraient, au contraire, leur vitalité ? On ne connaît pas, il est vrai, d'exemple d'une pareille réaction chez l'homme ; mais on ne sait par contre que chez le lapin le coccidium oviforme produit constamment une réaction proliférante (1).

D'autre part, la possibilité d'une spécificité parasitaire est très probable sinon certaine, puisqu'elle peut, en somme, être ramenée à un phénomène de biologie générale, c'est-à-dire à la chimiotaxie. Les différentes toxines parasitaires agissent, en effet, de façon très diverse sur les cellules de l'organisme et rien n'empêche que la toxine cancéreuse puisse provoquer une réaction spéciale sur le noyau de certaines cellules, réaction excitatrice qui aurait pour conséquence la prolifération de ces cellules et la création d'un tissu donné. La gamme spécifique des parasites n'est pas pour cela nécessaire, car on sait que les cellules d'un même tissu présentent chez les différents individus d'une même espèce une composition chimique peu variable, mais assez différente pourtant, pour expliquer une réaction variable vis-à-vis d'une substance chimique déterminée.

---

(1) Bosc. Le cancer.

Quant aux productions anormales que l'on rencontre assez souvent en dedans et en dehors des cellules dans le cancer, mon ancien maître, M. Bosc (1), a démontré que, loin d'être des dégénérescences cellulaires ou le résultat d'une technique opératoire vicieuse, ces productions étaient en réalité des parasites en pleine évolution : on les aperçoit, en effet, sous cinq ou six aspects différents, ce qu'on n'a jamais, jusqu'ici, rencontré dans aucun processus dégénératif; on les voit se transformer les unes dans les autres et on ne les retrouve dans aucune autre tumeur, si ce n'est dans le sarcome (2); ces trois caractères ne concordent pas bien avec l'idée de dégénérescence.

Mais la distribution même de ces inclusions et leurs réactions colorantes ne sont pas non plus en faveur d'une régression cellulaire. Nous voyons, en effet, que les formes jeunes et résistantes se trouvent en très grand nombre à la périphérie de la tumeur, dans la zone active de pénétration, tandis que les formes enkystées, beaucoup plus vieilles et moins nombreuses, se cantonnent dans le centre. Ces soi-disant cellules dégénérées ne se colorent pas comme les autres éléments; elles ont un

---

(1) Bosc. *Loc. cit.*

(2) Voici, d'après Bosc, les principaux aspects des formes anormales rencontrées dans le cancer ; leur nom explique suffisamment cet aspect :

a) Formes micrococciques ;
b) Formes granuleuses ;
c) Formes cellulaires ;
d) Formes enkystées ;
e) Formes ciliaires ;
f) Formes sarcodiques (spéciales au sarcome).

colorant spécifique qui se trouve justement être celui de l'hématozoaire du paludisme ; traitées successivement par l'éosine et le bleu de méthylène, elles présentent un corpuscule qui se détache nettement en bleu sur le fond rosé de la cellule. Ce corpuscule a des contours très accusés, n'a aucune continuité avec le protoplasma de la cellule qu'il refoule et qu'il réduit à une mince cuticule au fur et à mesure de sa croissance. De plus, les tissus environnants se comportent vis-à-vis de ces productions, absolument comme s'il s'agissait de corps étrangers ou de parasites, car de nombreux leucocytes s'accumulent sur la périphérie de la tumeur : « Je crois « qu'ils viennent dans le but de détruire ces parasites, « absolument comme ils le font lorsqu'ils se mobilisent « pour tuer les bacilles dans les autres maladies (1). »

Toutes ces preuves indirectes, quoique très éloquentes, ne sont pas assez démonstratives ; seule la culture et son inoculation pouvait fournir la preuve décisive permettant de conclure au rôle pathogène de ces corpuscules : Plimmer (2) et Bosc (3) ont essayé, et tous deux avec succès, la culture et l'inoculation des parasites qu'ils croyaient avoir rencontrés. Plimmer a isolé ces parasites et leur a conservé leur virulence en les cultivant dans un milieu spécial, en des matras dans lesquels il avait précédemmment fait le vide ; Bosc les a cultivés dans du sang rendu incoagulable et les a vus persister en dehors

---

(1) PLIMMER. *The Practitionner*, april 1899.
(2) ID. *The Lancet*, march 1899.
(3) BOSC. *Loc. cit.*

des cellules détruites, présenter leurs formes et leurs
réactions colorantes propres, et enfin, augmenter en
nombre. Les inoculations de ces parasites n'ont pas
toujours donné des faits positifs, mais en l'espèce, un
seul succès suffit pour appuyer une théorie.

Il découle donc de ce qui précède que les productions anormales incluses dans les cellules ne sont autres
que des parasites; mais ces parasites, quels sont-ils?
Scheurlen en 1887 (1), Rappin (2), Shattock et Balance (3)
et beaucoup d'autres ont observé des microbes qu'ils ap-
pelaient spécifiques; mais la culture et l'inoculation de
ces microbes, dits spécifiques, ne donnèrent que des résultats négatifs et l'on peut supposer qu'ils ne provenaient
pas de la tumeur elle-même, mais qu'ils avaient été intro-
duits par un défaut de technique, puisque Senger trouva
depuis, que le microbe de Sheurlen n'était autre que le
bacille de la pomme de terre. Aussi, à l'heure actuelle,
n'admet-on guère que deux théories : l'une, que l'on
pourrait appeler celle de l'École française, fait de ces parasites, des sporozoaires; l'autre, celle de l'École italienne,
y voit un blastomycète, champignon du groupe des
levures. Cette dernière théorie est tout à fait récente;
elle est basée sur une constatation due elle-même à un
fait de hasard. San Felice (4), professeur de botanique à
l'Université de Cagliari, avait remarqué (1894) en étudiant

---

(1) Quénu, in Traité de chirurgie.
(2) Quénu, in Traité de chirurgie.
(3) *The Lancet*, march 1899.
(4) Cité dans *The Practitionner* 1899.

les blastomycètes que l'un d'eux ressemblait morpho-
logiquement aux parasites que l'on avait décrits dans le
cancer, il eut l'idée de cultiver cette levure qu'il avait iso-
lée dans la pulpe d'un fruit et de l'injecter à des animaux.
Il expérimenta sur des rats et des cobayes et constata que
l'animal inoculé mourait généralement au bout de deux
mois en présentant dans ses divers tissus, surtout dans le
péritoine, des tumeurs nombreuses. Ces tumeurs conte-
naient des parasites et des cellules en voie de prolifération ;
l'aspect de ces parasites était en tout semblable aux formes
anormales décrites dans le cancer. En 1895 Roncali professeur à Rome, confirme l'opinion de son compatriote et
isole dans un cancer, un blastomycète qui, inoculé à un
cobaye, produisit de nombreuses tumeurs. Corselli et
Frisco en Italie, Busse en Allemagne, eurent des résultats analogues. En Angleterre, Plimmer isole en 1899 un
être organisé dans un cancer et trouve que les formes qu'il
présente sont en tous point semblables aux dessins publiés
par San Felice ; mais des préparations analogues ont été
récemment montrées à M. Metchnikoff qui y a reconnu
un sporozoaire ; aussi, est-il très perplexe et propose-t-il
d'appeler le parasite du nom générique de protozoaire,
sans rien préjuger de son espèce.

En France des recherches analogues ont été faites par
Bra(1) qui en a communiqué les résultats à la Société de
biologie. Le champignon serait pour lui un ascomycètes du
groupe des Nectria. Cependant, l'examen des pièces histo-

------

(1) Bra. *Société de biologie*, 1898, et *Presse médicale*, février 1900.

logiques et des cultures ne parurent pas concluantes puisque Fabre-Domergue (1), dans son rapport du 12 novembre 1898, met en doute l'origine et le rôle pathogène de ce champignon ; il croit que ce champignon provient d'un défaut de préparation ; et quant aux tumeurs provenant de l'inoculation des Nectria aux animaux il les croit dues à l'inflammation banale et ne croit pas à leur origine spécifique : « Elles ne présentent aucun vestige du tissu « épithélial originel et se composent de tissu conjonctif « assez hautement différencié (fibrosarcome). »

La Nectria de Bra, pas plus que le saccharomyces neoformans de San Felice ne provoquent, lorsqu'on les injecte à des animaux, des tumeurs épithéliales ; les tumeurs qu'ils produisent sont des tumeurs inflammatoires du type des granulomes ; elles ne sont donc pas spécifiques. Quant à leur fréquence dans les néoplasmes humains, le Pr F. Curtis de Lille, qui a examiné à ce point de vue plusieurs centaines de tumeurs, affirme que « jamais, dans un cancer clos, non ulcéré, il n'a pu déceler « un seul blastomycète (2). »

Les parasites décrits et isolés dans les tumeurs malignes depuis Pfeiffer (1888) jusqu'à Wlaeef (avril 1901) semblent donc bien appartenir aux sporozoaires. L'autorité de Metchnikoff constituerait une preuve suffisante ; cependant, à cet appui moral Bosc a apporté des arguments de haute valeur (3) : Dans des coupes sériées il a,

---

(1) FABRE DOMERGUE. Rapport. *Société de biologie*, novembre 1898.
(2) F. CURTIS. *Presse médicale* du 6 avril 1901.
(3) Bosc. Le cancer.

en effet, constaté que les divers aspects sous lesquels se présentent les parasites du cancer ne sont que des cycles évolutifs ; non seulement ces cycles sont superposables à ceux des sporozoaires, mais les figures mêmes sous lesquelles ils se présentent en sont absolument identiques. De plus, chez les parasites du cancer, il a nettement rencontré un dimorphisme évident, ceux-ci évoluant dans certaines tumeurs sous des modes différents et ces modes se trouvant précisément être ceux dans lesquels évoluent les sporozoaires, c'est-à-dire la schizogonie et la sporogonie.

Malgré l'évidence de ces faits, beaucoup d'auteurs se refusent systématiquement à admettre l'origine parasitaire du cancer qui serait pour eux le résultat d'une anomalie dans l'évolution des cellules. Cette conception est basée sur une hypothèse faite à l'occasion d'une constation clinique.

Le cancer, avons-nous vu, débutant dans un tissu quelconque, épithélial, muqueux ou conjonctif ne se développe plus que dans ce tissu et ne reproduit, secondairement, que des foyers dont la structure est du type histologique de la tumeur initiale. Il est, d'autre part, un fait de biologie générale d'après lequel, seuls, les tissus embryonnaires peuvent proliférer lorsqu'on les implante dans un autre tissu. Or donc, si ceux-ci peuvent se développer chez l'homme adulte, c'est qu'à l'état embryonnaire quelques-unes de leurs cellules sont enfouies dans les autres tissus, y vivent d'une vie latente pendant

un temps indéfini, puis se réveillent et se mettent à proliférer sous la stimulation d'une cause inconnue. Le cancer
ne serait, somme toute, qu'une inclusion embryonnaire. Cette théorie dite de l'hétérochronie a été attri-
buée à Cohnheim quoique bien avant lui (1874) Durante
ait écrit : « Les éléments qui à l'état adulte présentent
« des caractères anatomiques embryogéniques ou qui
« les ont acquis par l'affaiblissement de leur activité
« physiologique et chimique, sont les seuls qui produi-
« sent les néoplasmes et particulièrement les néoplas-
« mes malins (1) ».

Cette théorie semble être quelque peu en contradic-
tion avec elle-même puisque toutes les autres inclusions,
kystes dermoïdes, tumeurs mixtes, sont en général d'une
bénignité extraordinaire, qu'elles sont précoces et relativement fréquentes, tandis que le cancer est plutôt rare,
tardif et malin. De plus, elle n'explique pas pourquoi un
cancer se développe sur la cicatrice d'une brûlure, là où
tous les tissus inclus ou normaux ont été détruits, ni
pourquoi, chez les métazoaires inférieurs qui ont pourtant des feuillets embryonnaires, on ne retrouve que des
tumeurs parasitaires et jamais de tumeur épithéliale
(Metchnikoff) (2). Elle est donc insuffisante.

On pourrait en dire autant de la théorie de la
spécificité cellulaire soutenue par M. Bard (3). D'après
lui, les tissus une fois différenciés ne reproduisent

---

(1) Durante. *Arch. di Palasciano*, 1871, cité dans The Practitionner.
(2) *Thèse*, A. Marie, 1895-96.
(3) L. Bard. Précis d'anatomie pathologique.

plus que les mêmes tissus et cela héréditairement ; de sorte qu'il se crée pour chaque cellule une sorte de spécificité qui augmente en même temps sa force reproductrice et la rend capable, en puissance du moins, de reproduire des cellules filles « en si grand nombre, qu'elles infecteraient l'organisme ». C'est cette puissance de prolifération qui se manifesterait dans le cas du cancer.

Hallion (1) a publié l'année dernière dans l'*Intermédiaire des biologistes et des médecins* une hypothèse qui, d'après lui, expliquerait l'histogenèse et la pathogénie du cancer. Les cellules, à l'état de sénescence, et menacées de mort, se comporteraient comme des animaux inférieurs monocellulaires, les infusoires par exemple, et se défendraient en changeant leur mode de reproduction : de schizogoniques qu'elles étaient, elles deviendraient sporogoniques. La théorie est ingénieuse, mais, malheureusement, elle n'indique pas pourquoi cette qualité de discernement et de défense seraient réservées au seul tissu épithélial.

En résumé, nous voyons que toutes les théories évolutionnistes expliquent le *comment* et non le *pourquoi* de l'évolution et de la genèse du cancer ; elles ne sont, en outre, basées que sur des hypothèses. D'autre part, tous les faits d'observation et d'expérimentation concordent pour attribuer à un parasite le rôle pathogène de la

____

(1) HALLION. Interm. des biologistes et médecins, mai 1899.

maladie ; la nature de ce parasite ne pouvait être spéci-
fiée que par la culture et l'inoculation de celui-ci ; mais
nous avons vu précédemment qu'il pouvait encore y avoir
des hésitations, étant donnée la nature très inférieure de
celui-ci. Seule, la thérapeutique pouvait trancher la
question d'une façon très décisive et faire pencher la
balance d'un côté plutôt que de l'autre. C'est ce que com-
prit le Pr Jaboulay en instituant sa méthode dont nous
exposerons les données et les résultats dans la deuxième
partie de cette étude.

DEUXIÈME PARTIE

Les sels de quinine dans le traitement des tumeurs malignes.

SOMMAIRE : *La thérapeutique peut servir à déterminer le parasite. — La quinine, médicament spécifique contre les sporozoaires. — Inéfficacité des divers traitements médicaux. — Insuffisance de l'intervention chirurgicale. — Premiers essais de M. Jaboulay. — Médication actuelle. — Observations.*

En admettant l'origine parasitaire des tumeurs malignes, la thérapeutique seule, avons-nous dit, pouvait donner à ce parasite un nom et une place dans l'échelle zoologique ; nous savons, en effet, que des deux médicaments réellement spécifiques, le mercure et la quinine, cette dernière seule mériterait cette appellation puisque son action s'exerce sur les seuls protozoaires, à l'exclusion de tous les autres organismes inférieurs. Si donc, comme on le croit, le parasite présumé du cancer est un sporozoaire, l'emploi de la quinine doit modifier heureusement, sinon guérir complètement toute tumeur néoplasique ; si, au contraire, ce parasite se trouvait être un blastomycète, la quinine n'aurait aucune influence sur le néoplasme et ce serait le mercure et les microbicides ordinaires qui l'amélioreraient. Mais depuis

1888, où l'on commença, avec Pfeiffer (1), à soupçonner
la nature parasitaire des tumeurs malignes, l'on a essayé
toutes les médications possibles, depuis les applications
de calomel jusqu'aux associations de streptocoques éry-
sipélateux et de bacillus prodigiosus de W.-B. Colley (2),
jusqu'aux sérums anticancéreux de MM. Richet et
Héricourt (3) et de M. Wlaeff (4); mais, toutes ces médications ne donnèrent aucun résultat probant, car l'amélioration passagère qu'ils provoquèrent peut être mise
sur le compte des moyens antiseptiques employés. L'intervention chirurgicale, d'autre part, n'a à son actif que
des succès apparents ; car, s'il est vrai qu'elle prolonge
de quelque temps la vie du malade, elle ne peut cependant pas empêcher, ni les récidives, ni l'issue fatale ;
souvent même, elle est la cause de généralisation d'une
tumeur jusque-là torpide.

Quoique l'action spécifique des sels de quinine ait été
prouvée depuis longtemps par Bochefontaine (1873) et
que le mot de « coccidie » eût été prononcé pour la
première fois il y a bientôt douze ans par Thoma et Ma-
lassez (5) (1889) dans la question Cancer, ce n'est que
l'année dernière que M. Jaboulay a, le premier, essayé

---

(1) *Zeitschrift für Hygiène*, 1888.

(2) W. B. COLLEY. The treatment of Inoperable cancers. *The Practitionner*, 1899.

(3) RICHET et HÉRICOURT. *Académie des sciences*, avril 1895 et octobre
1895.

(4) WLAEFF. *Comptes rendus de l'Académie de médecine*, nov. 1900.
   ID.   Les Blastomycètes dans la pathologie humaine.

(5) In PLIMMER.

d'appliquer la quinine à des cancéreux inopérables, non seulement comme nervin et analgésique, mais comme médicament spécifique. « Pensant, d'après la clinique, « écrit-il, que la syphilis prédisposait au cancer et qu'un « terrain vierge de syphilis est une rareté si l'on songe « à l'influence héréditaire, j'ai d'abord associé le calomel « à la quinine, puis j'ai administré la quinine seule. J'ai « fait des injections sous-cutanées d'une solution de « bichlohydrate de quinine, de façon à faire pénétrer « d'abord o^{gr},5o, et au bout d'une semaine 1 gramme de « médicament par piqûre et par jour (1). »

Mais bientôt la quinine provoque des bourdonnements d'oreilles, des vertiges et de la gastralgie ; ces signes d'intolérance précédés par un malaise constant et souvent, chez les femmes, par des métrorrhagies, demandent la suppression temporaire du médicament. Cette suppression ne doit pas être prolongée ni absolue, parce qu'alors tous les phénomènes douloureux réapparaissent et le néoplasme qui était en régression reste stationnaire et parfois même, il augmente.

Afin d'éviter ce double écueil, c'est-à-dire l'intolérance du malade d'une part et la trop longue suppression du médicament de l'autre, nous avons institué une méthode de traitement analogue à celle qu'on emploie dans le cas de syphilis ; nous donnons donc la quinine pendant une période donnée à laquelle fait suite une période de repos ; le rapport entre ces deux périodes

____

(1) *Lyon médical*, juin 1900.

varie naturellement avec le malade et l'on pourra facilement, d'après les symptômes énoncés plus haut, trouver
la durée qu'il convient de donner à chacune d'elles ; nous
nous sommes généralement bien trouvés en appliquant
ce traitement pendant 20 jours.

Pendant notre séjour à Lyon, M. Jaboulay a quelque
peu modifié son traitement : à la quinine il associe l'arsenic, soit sous forme de cacodylate de quinine, composition instable et d'une préparation difficile, soit, plus
simplement, en donnant de la liqueur de Fowler concurremment à la quinine ou mieux, croyons-nous, pendant
sa suppression. Nous avons essayé deux fois cette méthode
et les résultats obtenus sont tout à fait encourageants.

Tous les sels solubles de quinine sont également bons ;
mais la voie d'introduction n'est pas indifférente : en effet,
l'absorption par le tube digestif donne souvent des effets
trop lents et occasionne des malaises insupportables ; la
voie rectale d'autre part, n'est point utilisable parce que le
rectum expulse les solutions quiniques au bout de quelques minutes. Il faut généralement commencer par la voie
digestive et remplacer les cachets par les injections, si
les résultats ne sont pas satisfaisants ; dans les néoplasmes très prononcés, il faut, évidemment, commencer
par les injections. Celles-ci ne doivent pas se faire sous
la peau, parce qu'elles sont douloureuses et qu'elles
provoquent souvent des abcès : les injections intra-
musculaires le sont beaucoup moins et on peut les faire
disparaître en ajoutant à la solution $0^{gr},02$ d'opium.

La durée du traitement est très longue car nous
n'avons pas la prétention de guérir en quinze jours une

tumeur qui a mis parfois plusieurs années à évoluer ; comme pour la syphilis avec laquelle, du reste, le cancer offre des analogies, nous cherchons, pour le moment, moins à guérir qu'à prévenir les complications et à maintenir le plus longtemps possible l'amélioration.

OBSERVATIONS

———

Observation I

Due à l'obligeance du Dr Jaboulay (*Lyon médical*, 3 juin 1900).

*Ancienne tumeur maligne du sein droit opérée il y a 3 ans. Réci-
dive dans la cicatrice et les ganglions axillaires. Douleur et
œdème considérable du bras correspondant. Traitement par la
quinine. Disparition rapide de l'œdème et de la douleur ; mobilisation des noyaux néoplasiques.*

Bert..., âgée de 60 ans, mai 1900.

La malade a très peu connu ses parents et ne se rappelle pas
s'il y a eu des néoplasiques dans la famille.

Pas de maladies antérieures ; aucune grossesse.

Il y a trois ans, elle fut opérée par M. Jaboulay, pour un néoplasme du sein droit. Cette tumeur était survenue un an auparavant ;
elle siégeait à la partie inférieure du sein, était adhérente aux plans
profonds et s'accompagnait de ganglions axillaires très indurés. Cette
malade fut présentée au concours de chirurgien des hôpitaux et le
diagnostic posé par tous les membres du jury était celui de tumeur
maligne. La malade fut opérée trois jours après le concours et
M. Jaboulay fit l'amputation du sein et le curage de l'aisselle ; la
malade quitta l'hôpital 10 jours après.

Un an après, elle revient pour un petit noyau survenu sur la
cicatrice, noyau peu volumineux qui fut immédiatement extirpé.

Elle revient aujourd'hui, c'est-à-dire 2 ans et demi après la première intervention pour une deuxième récidive. Depuis dix-huit mois elle s'était aperçue de quelques « petites grosseurs » dans le creux de l'aisselle ; ces petites grosseurs parurent se rétracter peu à peu et s'indurer pendant qu'en même temps survenaient les douleurs et l'œdème du bras.

C'est depuis six mois surtout, que les douleurs et l'œdème ont augmenté au point de rendre la malade impotente ; celle-ci souffrait et s'amaigrissait beaucoup et elle s'est décidée à venir à l'hôpital. Voici ce que l'on constate à son entrée : sur la cicatrice ancienne, à la partie supérieure et externe, est un noyau de récidive gros comme une mandarine, très dur et absolument immobile ; sur sa surface rampent de nombreux vaisseaux très dilatés ; la peau qui recouvre la tumeur est mince et de coloration foncée. Dans l'aisselle, le creux n'existe plus ; à sa place l'on rencontre une masse immobile, très adhérente aux côtes, peut-être même à la clavicule, à l'humérus et à l'omoplate, car la rétraction est très grande et ne dermet pas un examen minutieux ; cette masse est excessivement dure et la malade prétendait qu'il lui était survenu un os. Le membre supérieur droit est trois fois plus gros que le gauche ; l'œdème est dur et très douloureux ; des ganglions très durs sont agglomérés dans le creux sus-claviculaire. Il n'y a pas d'autres signes de généralisation. On fait à la malade une injection de calomel ($0,06$ HgCl dissous dans l'huile de vaseline) et pendant une semaine une injection de bromhydrate ($0,15$ par jour).

Au bout de la semaine on remplace le bromhydrate par le chlorhydrate en commençant par $0^{gr},50$ par jour : progressivement, on est monté à 1 gramme, quantité qui n'a pas été dépassée.

Au bout de 6 jours, les douleurs disparaissent et au 20ᵉ, l'œdème n'existe plus, s'étant peu à peu fondu. Le creux axillaire n'a plus de bloc induré ; à sa place sont trois foyers ganglionnaires mobiles quoique assez indurés : les petits ganglions du creux sus-claviculaire ont presque disparu et la tumeur récidivée au niveau de la cicatrice a diminué à peu près du quart et devient facilement énucléable. La malade recouvre l'usage de son bras et son état général paraît bon.

Observation II
Due à l'obligeance du Dr Jaboulay.

Tumeur maligne ulcérée de la partie externe du sein gauche. Ganglions axillaires et sus-claviculaires. Généralisation à la base du crâne (Compression de la IVe p^e). Traitement quinique : disparition du strabisme et des douleurs, diminution et régularisation de l'ulcération. Mort subite par embolie cérébrale.

G. M..., âgée de 51 ans, entrée le 17 mai 1900.

Père mort d'une fluxion de poitrine.

Personnellement, elle n'a eu aucune maladie, si ce n'est une fausse couche il y a 20 ans; aucun signe pulmonaire et aucun stigmate de syphilis.

L'affection actuelle a débuté il y a un an ; la malade n'a pas reçu de coups et ce n'est que par hasard qu'elle s'est aperçue sous le sein gauche d'un petit noyau dur, indolore, qui resta stationnaire pendant plus de dix mois. Depuis un mois environ, la tumeur s'est accrue rapidement tout en devenant douloureuse, mais par intermittence seulement. A sa partie médiane, il s'est formé il y a quatre jours, une large ulcération, sans hémorragie, mais accompagnée d'un écoulement sanieux peu abondant et légèrement fétide. Depuis que la tumeur s'accroît d'une façon plus rapide, la malade est sujette, la nuit comme le jour, à des maux de tête très violents avec sensation de vertige très pénible. Ces symptômes s'accusent de plus en plus et la malade perd ses forces et dépérit.

A son arrivée à l'hôpital (17 mai), on constate à la partie inférieure et externe du sein gauche une masse de la grosseur d'un poing, dure, adhérente à la peau et aux parties sous-jacentes. La surface ulcérée est large comme une pièce de cinq francs et recouverte de bourgeons sanieux et de mauvais aspect. Dans l'aisselle correspondante, existe un énorme paquet ganglionnaire adhérent qui paraît être réuni à la tumeur par une traînée indurée. Le bras n'est ni douloureux ni œdématié ; le creux sus-claviculaire gauche et l'aisselle du côté opposé sont normaux.

En interrogeant minutieusement la malade sur ses maux de tête, on apprend qu'ils sont accompagnés de diplopie. Celle-ci est la véritable cause du vertige et de la démarche ébrieuse. La malade se plaint, en effet, d'élancements douloureux intra-orbitaires: elle ne voit pas bien ; sa vue est confuse et quelquefois double. Le globe oculaire droit est sain ; le globe gauche est dévié en bas et en dehors ; les mouvements sont tous possibles sauf celui d'élévation en haut et en dedans. Les pupilles sont égales, et l'accommodation est possible pour les deux yeux pris séparément. L'examen ophtalmoscopique ne montre pas d'altération bien marquée des papilles ; il n'y a pas d'œdème ni de névrite optique.

Du côté du médiastin, il n'y a rien.

Rien non plus dans les divers appareils.

18 *mai*. — Injection de calomel (0,06).

Injection de quinine (1 gramme en 2 fois).

Pansement simple à la gaze sur l'ulcération.

26 *mai*. — Une injection de quinine (1 gramme) a été régulièrement faite tous les jours : les douleurs de tête ont cédé ; la malade a moins de sensations de vertige ; il semble que son strabisme soit moins prononcé.

2 *juin*. — On cesse les injections de quinine pour reposer la malade.

8 *juin*. — Pendant ces six jours de repos les mots de tête sont revenus aussi violents. Une injection de 1 gramme de quinine calmé ces douleurs.

9 *juin*. — La malade est soumise au traitement suivant: elle prend deux cachets de 0,50 de quinine, un au milieu de chaque repas ; l'ulcération est pansée avec des tampons imbibés dans une solution à 1/10e de chlorhydrate de quinine.

15 *juin*. — Il se forme au niveau de l'ulcération une pellicule blanchâtre qui recouvre absolument tous les bourgeons. L'état général est excellent ; la diplopie et les vertiges ont disparu.

20 *juin*. — La pellicule blanchâtre s'est considérablement épaissie ; il y a là comme une véritable escarre prête à se détacher. Tout autour, on remarque un petit bourrelet complètement épidermisé qui se continue avec la peau saine.

26 *juin*. — L'escrare est tombée : l'ulcération a diminué au moins de un tiers. Les bourgeons sont affaissés. La plaie semble être de bonne nature, bourgeonne peu et est prête à se cicatriser. L'état général est bon. Les ganglions axillaires ont diminué.

27 *juin*. — La malade meurt subitement, probablement d'une embolie cérébrale.

Le corps étant réclamé par la famille, on n'a pu faire l'autopsie.

OBSERVATION III

Prise dans le service du Dr JABOULAY et due à l'obligeance du Dr PATEL. La malade a été présentée à la Société de médecine en octobre.

Ulcération néoplasique de la partie inférieure du sein droit. Ganglions axillaires des deux côtés. Traitement quinique. Cicatrisation presque totale.

Bonnardel, 74 ans, mai 1900.

Comme antécédents héréditaires : néant.

Personnellement, n'a jamais eu de maladie antérieure.

Elle a eu quatre enfants à terme dont un seul est mort à la naissance. Les autres sont bien portants.

La malade fait remonter le début de l'affection actuelle à deux ans ; elle aurait reçu un coup à l'endroit où est apparue plus tard une petite tumeur qui s'est développée progressivement et lentement.

L'ulcération a débuté il y a cinq mois et a progressivement provoqué une perte de substance dans laquelle on peut loger les deux poings. Cette ulcération est cachée par le sein ; on ne la voit que quand on relève celui-ci qui, du reste, est dur, peu mobile et douloureux ; l'ulcération a les bords taillés à pic, le fond en est sale, pultacé et couvert de bourgeons qui saignent au moindre contact. Les ganglions sus-claviculaires et axillaires droits sont très indurés et forment une masse compacte adhérente ; du côté gauche, l'aisselle présente également un noyau induré. Il n'y a pas d'œdème dans le bras et l'état général est relativement bon.

On institue le traitement suivant :

1° Pansements réguliers à la quinine à 1/10 tous les deux jours ;

2° Cachets de 50 centigrammes à prendre un à chaque repas (deux par jour).

5 *juin* 1900. — L'ulcération est nettoyée ; le fond est devenu lisse ; les hémorragies sont plus rares.

30 *juin*. — La cavité de l'ulcération s'est rétrécie peu à peu au point qu'aujourd'hui elle ne laisse pénétrer qu'un seul poing. Elle prend l'aspect d'une plaie de bonne nature prête à se cicatriser.

30 *juillet*. — La malade a négligé son traitement, et depuis plus de 20 jours elle a cessé de prendre ses cachets. L'ulcération en voie de cicatrisation est restée d'abord stationnaire puis s'est agrandie de nouveau ; elle est large d'environ 4 centimètres sur 5. On reprend le traitement.

25 *septembre*. — Les hémorragies ont disparu ; l'ulcération commence à se rétrécir de nouveau.

30 *septembre*. — La cicatrisation est presque complète, l'ulcération primitive laisse à peine pénétrer la pulpe de l'index.

OBSERVATION IV

Due à l'obligeance du Dr JABOULAY.

Néoplasme ulcéré de la partie inféro-externe du sein droit. Traitement quinique. Cicatrisation et disparition de la tumeur.

Rich..., 48 ans, ménagère, entrée le 2 juillet 1900.

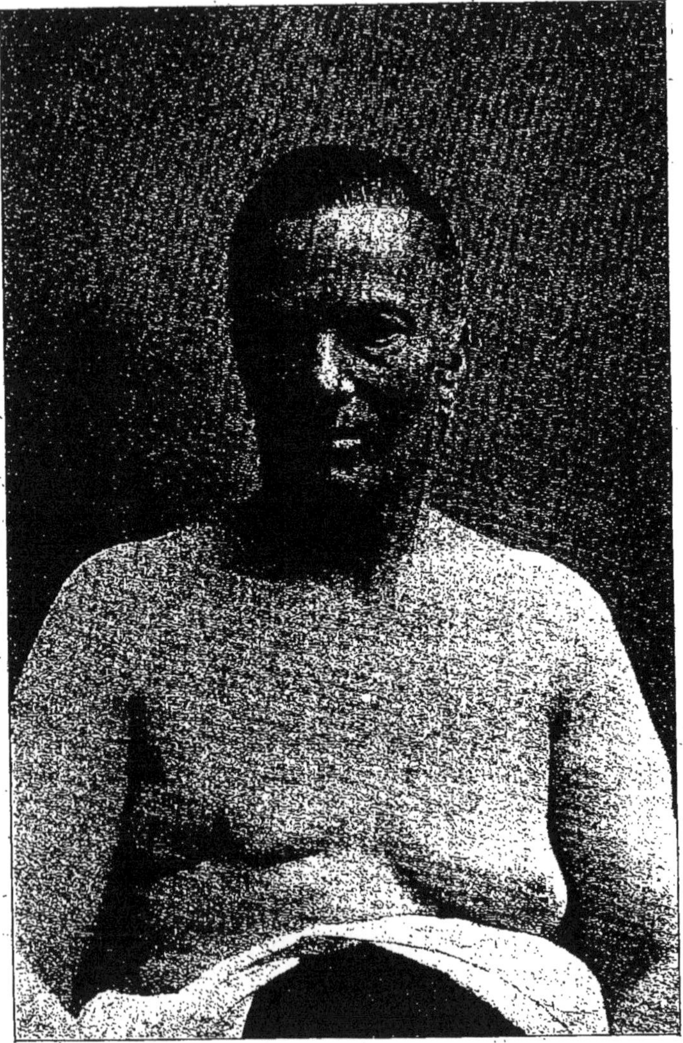

Fig., observ. IV.

A.-G. Napier.   Page 44.

Le père est mort d'un calcul rénal.

Aucune maladie antérieure. Réglée à 17 ans irrégulièrement, elle l'est encore actuellement. Elle a eu 4 enfants, dont trois sont morts en bas âge, l'autre est bien portant.

Le début de la maladie remonte à 7 ans. A cette époque, la malade voit son sein se durcir et se ratatiner à la suite de coups répétés donnés, dit-elle, par son enfant qui couchait avec elle ; elle n'en ressentait aucune douleur. Cette induration dura cinq ans, ne provoquant ni douleur ni fatigue ; pendant ce temps-là également, elle n'a pas eu de grosseur sous les bras ni dans aucune autre partie du corps.

Il y a 2 ans, la peau s'amincit à la partie inféro-externe du sein, puis, peu à peu, il se produit une petite ulcération donnant lieu à un écoulement sanieux assez abondant et légèrement hémorragique. Cette ulcération s'est progressivement agrandie et, à l'entrée de la malade à l'hôpital, elle est profonde et large comme la paume de la main à peu près. Elle est divisée en 2 parties inégales par un point de peau saine. Les bords en sont taillés à pic et sont entourés d'un liséré faiblement épidermisé. Le fond est jaunâtre recouvert d'un enduit purulent et fétide.

Cette ulcération gagne peu à peu le mamelon qu'elle abaisse, sans que celui-ci soit rétracté.

Le sein opposé n'a rien.

A l'aisselle droite, il y a des ganglions agglomérés et durs ; quelques-uns, également durs, se trouvent à la région sus-claviculaire.

On fait le diagnostic de lésion syphilitique tertiaire ; et pendant 15 jours la malade prend du KI avec des pansements au calomel et des injections de $0^{gr},06$ de calomel. Aucune modification n'étant produite par ce traitement ; l'on songe à un néoplasme et l'on institue le traitement quinique.

17 *juillet*. — Premier pansement local à la quinine. Potion de 1 gramme par jour.

21 *juillet*. — L'ulcération se modifie, elle a meilleur aspect ; la profondeur est moins grande et le fond détergé.

25 *juillet*. — Il se forme, au milieu, un petit bourrelet d'épidermisation.

3o *juillet*. — L'ulcération a diminué de moitié ; la malade
quitte l'hôpital.

. 15 *septembre*. — La malade a continué le traitement chez elle ;
l'ulcération est très réduite : elle a à peine le diamètre d'une pièce
de 5o centimes.

3o *septembre*. — La cicatrisation est totale ; un petit morceau
est prélevé dans la zone d'épidermisation et envoyé à la Faculté.
En voici l'analyse histologique :

Au microscope, les coupes présentent une peau normale, quant
à son épithélium, jusqu'à un point où, brusquement, elle est abra-
sée verticalement. Ce point répond à un bord de la coupe qui est
occupé par une fine couche de débris granuleux et du sang. Sous
cet épithélium cutané est un derme à très gros trousseaux con-
jonctifs roses, manifestement hypertrophiés ; dans ce derme, le
tissu élastique est très abondant, tant sous forme de fibrilles irrégulières que sous forme de trousseaux élastiques ; ces éléments
élastiques parcourent la coupe en tous sens, allant d'un faisceau
conjonctif à l'autre. Dans les interstices de ce derme se voient de
nombreuses cellules infiltrées et très serrées ; souvent écrasées,
elles prennent alors des formes étoilées ou en fuseau et elles sont
presque réduites au noyau. Vers la profondeur, toujours dans les
interstices, ces cellules forment de traînées plus épaisses ; elles
semblent y être plus à l'aise, leur protoplasme est plus visible,
mais l'aspect épithélioïde est très net ; d'autres fois elles forment
dans des lacunes vaguement canaliculées ou bien autour des vaisseaux dans l'adventice des noyaux pleins ayant l'aspect de traînées embryonnaires.

Au total, rien ne permet d'affirmer « cancer » : nulle part il
n'y a la moindre formation en acinus ou en tubes réels ; toutefois
cela n'est pas histologiquement impossible, car on peut rencontrer
un tel aspect à la périphérie des formes squirrheuses ; de plus, la
grande abondance des fibres élastiques serait aussi un argument
en faveur de la nature cancéreuse ; un dernier argument est

celui de l'absence d'endartérite qui est exceptionnelle dans les inflammations simples du derme. Toutefois, nous le répétons, ce n'est que sous réserve que nous éliminerions une lésion inflammatoire, car celle-ci peut comporter, quand le processus est lent, des formes cellulaires d'aspect épithélioïde.

L'analyse histologique ci-dessus nous est tout à fait favorable, car, si d'une part « rien ne permet d'affirmer cancer puisque « nulle part il n'y a formations en acinus ou en tubes », nous voyons, d'autre part, qu'on peut « rencontrer un tel aspect à la « *périphérie* des formes squirrheuses » ; nous avons vu aussi que les parasites se trouvent généralement à cette partie périphérique. Il n'est donc pas illogique de penser que les modifications histologiques dans la forme et la marche ordinaires du cancer, dans ces parties périphériques, sont dues à la destruction des parasites que l'on trouve précisément à cet endroit.

OBSERVATION V

Due à l'obligeance du Dr JABOULAY. Malade présentée à la Société de chirurgie.

Sarcome télangiectasique du sein. Ulcération imminente. Traitement quinique. Diminution de la moitié du néoplasme.

Marie, entrée le 7 juin 1900.

Rien dans les antécédents héréditaires.

. Personnellement, aucune maladie antérieure. Aucune grossesse.

Il y a trois ans, la malade s'aperçoit d'une petite tumeur du volume d'une noisette qui s'était développée à la portion supérieure du sein gauche ; elle n'y attache aucune importance, rapportant son apparition à un coup qu'elle aurait reçu peu de temps auparavant. Cependant cette tumeur s'est accrue lentement et sans douleurs ; depuis un mois l'accroissement a été plus rapide ce qui engage la malade à venir à l'hôpital. L'état général est excellent et la malade continue à vaquer à ses occupations habituelles.

État actuel. — Au niveau de la partie supérieure du sein

gauche, à peu près au point culminant de la circonférence de la glande, on voit une tumeur grosse comme une petite orange. A sa surface, la peau est très mince et très tendue ; elle est de couleur rouge foncée, lie de vin. Sur elle rampent des vaisseaux variqueux distendus beaucoup plus foncés encore. L'un de ces vaisseaux occupe l'angle inféro-externe de la tumeur et, à ce niveau, l'ulcération est imminente. La moindre pression romprait cette mince pellicule ; aussi toute manœuvre de mobilisation est-elle interdite.

Le sein est un peu douloureux et quelquefois la malade ressent une sensation de chaleur anormale ; cette sensation est pour ainsi dire constante au niveau de la tumeur où parfois elle va jusqu'à la brûlure.

De petits ganglions durs et roulant sous le doigt se trouvent dans l'aisselle et le creux sus-claviculaire correspondants.

Le sein droit et les régions ganglionnaires sont normales.

Les appareils digestif, circulatoire et respiratoire n'ont aucun signe morbide ; la malade, cependant, se plaint par moments d'accès fébriles.

7 *juin*. — Injection intra-deltoïdienne de 2 grammes de quinine (4 seringues de Pravaz, chlorhydrate à 1/2 pour 100).

Le néoplasme est recouvert d'un pansement ouaté occlusif.

10 *juin*. — On voit du côté du néoplasme une sorte d'affaissement : au lieu de faire une saillie nette, la tumeur se continue avec les téguments par une pente plus douce ; la peau paraît moins mince, moins tendue et moins rouge ; les vaisseaux sont beaucoup plus petits.

14 *juin*. — On injecte un seul gramme de quinine et on fait prendre quotidiennement à la malade un cachet de chlorhydrate de quinine, 0^{gr},50, au milieu de chaque repas.

20 *juin*. — La tumeur continue à s'affaisser ; en même temps elle pâlit ; du côté interne, et sur la largeur d'un travers de doigt, la surface est blanche et l'on se demande si cette coloration est le fait d'une épidermisation ou bien simplement la consolidation de la peau qui n'est plus tendue.

De la partie médiane de cette surface blanche se détache une bandelette également blanche qui traverse la tumeur et la divise en deux parties supérieure et inférieure, encore tendues et saillantes et présentant, l'inférieure surtout, des vaisseaux superficiels un peu dilatés.

26 *juin*. — Trois injections de quinine ont été faites depuis ; l'état local s'améliore et la tumeur pâlit, les ganglions ont diminué de moitié.

3 *juillet*. — La malade n'a pas été vue depuis cinq jours et l'amélioration est beaucoup plus frappante : la tumeur a diminué de moitié ; sa surface est entièrement ridée et blanchâtre rappelant par sa teinte un début d'épidermisation ; les deux raies blanches sont plus nettes encore et les vaisseaux superficiels sont ratatinés et sinueux.

Depuis dix jours, la malade n'accuse plus cette sensation de brûlure qu'elle ressentait au niveau de la tumeur; le sein n'est également plus douloureux. Les ganglions axillaires et sous-claviculaires ont beaucoup diminué. L'état général est parfait; il n'y a pas d'amaigrissement et l'appétit est bon. Injection de quinine de 1 gramme.

25 *juillet*. — La tumeur s'affaisse de plus en plus; elle est actuellement séparée en trois segments et sa surface est semée de vaisseaux ridés et blanchâtres. La malade demande à sortir de l'hôpital. On lui fait une prescription pour des cachets de 0^{gr},5o de chlorhydrate de quinine.

Elle ne s'est plus présentée à la visite.

OBSERVATION VI

Due à l'obligeance du Dr PATEL, interne du Pr JABOULAY.

Cancer pustuleux avec envahissement de la peau au sein gauche.
Traitement par la quinine. Disparition d'une pustule. Dimi-
nution des phénomènes aigus. Régression d'une partie de la
tumeur et disparition de la peau d'orange.

Ern. M..., ménagère, 62 ans, entrée le 22 juin 1900.

Comme antécédents héréditaires, néant.

Personnellement, elle n'a eu aucune maladie antérieure ; elle est encore réglée régulièrement et elle a eu deux enfants bien portants actuellement.

Une petite masse dure, peu douloureuse, a paru il y a un an à la partie interne du sein gauche ; elle n'y prêta aucune attention d'abord ; mais bientôt les douleurs se généralisèrent dans tout le sein. Il y a cinq mois, à la suite d'une crise douloureuse aiguë, la malade se frictionna vivement la tumeur avec de l'alcool camphré. Le lendemain même, tout le sein devenait dur et tendu ; la douleur, très vive, a continué d'augmenter ainsi que la tumeur. La cachexie date aussi de cette époque.

22 *juin*. — La malade présente un sein volumineux, tendu et globuleux ; il semble que la glande ait été rétractée contre la paroi thoracique et qu'elle ait augmenté ensuite de volume dans sa nouvelle position. La peau du sein a l'aspect classique de la peau d'orange, totalement à la partie inférieure et partiellement à la partie supérieure. Elle est rouge violacée, tendue et brillante partout ailleurs. Le mamelon disparaît complètement dans la glande ; il est, en outre, recouvert par la moitié supérieure de la mamelle qui le surplombe. Le sein est excessivement dur et complètement immobile sur les plans sous-jacents. Tout autour de lui, le tissu cellulaire est infiltré et devant le sternum il existe de petits grains durs et superficiels ; l'un d'eux, beaucoup plus volumineux, est situé près de la partie interne de la circonférence mammaire ; l'infiltration s'étend assez loin formant une sorte de demi-cuirasse antérieure. Les ganglions axillaires et sus-claviculaire du côté correspondant à la lésion (côté gauche) sont volumineux et durs ; ils adhèrent au plan osseux sous-jacent. Le bras n'est pas œdématié ; mais il est le siège de douleurs lancinantes très fortes.

L'état général de la malade est plutôt mauvais ; elle s'est affaiblie et a beaucoup maigri. Son teint est cachectique et elle a souvent des accès fébriles, mais elle n'a pas d'autres signes de généralisation.

23 *juin.* — Injection intramusculaire de chlorhydrate neutre (2 grammes en 4 seringues) et deux cachets de chlorhydrate basique (0^{gr},50) par jour.

29 *juin.* — La malade prétend que son sein a diminué de volume. Elle *voit* aujourd'hui son bout de sein, ce qu'elle ne pouvait pas faire auparavant à cause de la saillie que faisait la partie supérieure de la tumeur. Le sein, dans son ensemble, est moins rouge et beaucoup moins chaud ; la peau d'orange a diminué, à la partie supérieure surtout. La pustule naissante située à la partie supérieure du sein, près du bord gauche du sternum a diminué de moitié. Les douleurs du bras ont cessé.

7 *juillet.* — Le traitement a été continué régulièrement. Ce qui frappe, c'est la limitation des phénomènes, en apparence inflammatoires au sein. Tout autour de lui, le capitonnage de la peau, les petits grains durs, la pustule ont beaucoup diminué. Le sein lui-même est moins rouge, moins tendu ; le mamelon émerge de plus en plus et la peau d'orange n'existe guère que dans une portion limitée de la partie inférieure. Les ganglions sus-claviculaires diminuent, ceux de l'aisselle restent les mêmes. Les douleurs du bras n'ont plus reparu.

25 *juillet.* — L'amélioration continue. La tumeur a diminué beaucoup ; le tissu cellulaire périglandulaire est complètement débarrassé.

Observation VII

Publiée dans la thèse de M. Ravet, de Lyon, recueillie par M. Viannay, interne, service de M. Jaboulay.

Fibrome utérin en voie de transformation maligne. Cachexie avancée avec œdème des jambes et ascite. Douleurs intolérables. Traitement quinique. Disparition des phénomènes de compression et de la douleur. Régression de la tumeur.

Claudine M..., 48 ans. — Entre à la salle Saint-Paul le 14 juin 1900.

La malade n'a aucun antécédent pathologique notable et a toujours eu une excellente santé jusqu'à ces dernières années.

Il y a quatre ans environ, ses règles deviennent irrégulières ; plus abondantes d'abord, elles se reproduisent tous les quinze jours ou toutes les trois semaines. La malade considère ces troubles comme dus à la ménopause, puis s'inquiète et consulte le médecin qui diagnostique un fibrome.

Jusqu'en mars 1900, la santé de la malade se maintient relativement bonne ; quelques ménorrhagies et métrorrhagies la rendent un peu anémique. Au mois d'avril, elle perd ses forces, maigrit, et éprouve dans l'abdomen des douleurs violentes qui finissent par lui ôter tout repos. L'appétit diminue et, le soir, ses jambes sont enflées : elle doit bientôt garder le lit et ne le quitte que pour entrer à l'hôpital.

A sa venue, elle est dans un état de cachexie assez avancée, elle présente une teinte jaune paille très accentuée et elle a les membres inférieurs très œdématiés.

L'examen de l'abdomen dénote une ascite (sensation de flot, matité des flancs) et la présence d'une tumeur volumineuse dans la fosse iliaque gauche, tumeur qui remonte jusqu'à l'ombilic et que l'on peut saisir à pleines mains à travers la paroi abdominale flasque.

Le toucher vaginal indique un col intact, un utérus en latéroversion gauche, des culs-de-sac libres ; la tumeur fait corps avec l'utérus : on la saisit, en effet, très bien entre la main abdominale et le doigt vaginal.

Tout cet examen a nécessité de grandes précautions en raison des douleurs épouvantables qu'il provoquait. Il n'y a point de température ; les urines sont normales.

On fait le diagnostic de fibrome utérin en voie de transformation maligne et l'on institue le traitement quinique : la malade prend chaque jour deux cachets de 5o grammes de chlorhydrate de quinine ; en outre, on fait, tous les jours d'abord, puis tous les deux jours, des injections vaginales avec 2o centimètres cubes d'une solution de quinine à 1/10. maintenues au moyen de tampons.

On continue ce traitement pendant un mois et demi, malgré quelques bourdonnements et des nausées dont se plaignait la malade ; lorsque ceux-ci apparaissaient trop violents, on supprimait momentanément la médication pour la reprendre à leur disparition.

Les résultats de cette thérapeutique furent d'abord peu marqués ; la malade ne commença qu'au bout d'un mois à souffrir moins et à dormir un peu la nuit ; elle put bientôt se lever, l'œdème des jambes ayant progressivement diminué.

Le 31 *juillet*, la malade quitte le service sur sa demande ; on lui prescrit un traitement à continuer : deux cachets de bichlorhydrate à 5o centigrammes,

Le 20 *août*, elle vient faire constater la grande amélioration survenue dans son état : elle ne souffre presque pas, n'a plus d'œdème aux jambes, pas d'ascite et la tumeur a diminué de moitié ; les pertes sont réduites à un écoulement rosé au moment des règles. L'état général est bon et l'appétit est revenu avec les forces.

Le 3 *novembre*, l'amélioration est encore plus accentuée : l'utérus, encore volumineux, donne l'impression d'une grossesse de trois mois. Les culs-de-sac sont libres, le col normal, l'utérus mobile.

L'état général est bon ; la malade a bon aspect et son teint est normal ; elle a engraissé de 7 kilogrammes.

OBSERVATION VIII

Cancer de la langue. Résection du maxillaire inférieur gauche et ablation de la tumeur. Ganglions cervicaux. Récidive rapide et extention aux parties voisines. Traitement quinique. Amélioration. Mort subite. Autopsie.

Malade de 45 ans, cocher, entré le 26 janvier 1901.

N'a jamais été malade antérieurement ; pas d'éthylisme ; pas de syphilis.

Parents morts de vieillesse ; une sœur a été opérée pour un cancer de l'utérus : elle est morte trois mois après l'opération, à l'âge de 45 ans.

Le début de l'affection paraît remonter dans le milieu de l'année 1898. A cette époque, le malade s'est aperçu de quelques ganglions indurés dans la région sous-maxillaire gauche. Peu de temps après, il ressent de la douleur à la mastication et une gêne notable dans les mouvements de la langue. Bientôt, une petite ulcération douloureuse et dure se forme à la face inférieure de la langue, à gauche du frein ; la langue est complètement immobilisée.

En *août* 1899, le malade se rend à Beaujon, où le Dr Lyot lui enlève une partie de la langue et fait la résection du maxillaire inférieur sur une étendue de sept dents ; au bout de six semaines, le malade sort de l'hôpital ; trois mois après il reprend son travail.

En *novembre* 1899, il entre de nouveau à Beaujon pour une masse ganglionnaire grosse comme une noix qui se trouvait le long du bord postérieur du sterno-cléido-mastoïdien gauche. Cette masse fut enlevée et le malade sort de l'hôpital au bout de sept jours.

Jusqu'en *juin* 1900, son état est relativement bon et il ne souffre pas trop ; à ce moment, il se forme rapidement une grosse tumeur à la joue gauche, au niveau du maxillaire réséqué ; les douleurs réapparaissent très fortes et provoquent l'insomnie ; il y a de plus, une salivation continuelle et un peu de dysphagie.

En *novembre* 1900, M. Lyot intervient de nouveau, fait une incision et draine la tumeur.

Depuis cette époque, il n'est survenu aucune amélioration ; la tumeur reste à peu près stationnaire, mais les douleurs sont continues, augmentent, se propagent jusque dans l'oreille et provoquent par leur crudité des souffrances terribles et une insomnie continuelle.

26 janvier. — La tumeur est aujourd'hui du volume du poing et fait saillie à la région sous-maxillaire gauche : elle commence en

haut sur une ligne prolongeant la commissure des lèvres, va jusqu'à la région sous-cléido-mastoïdienne, empiète sur la région
sus-hyoïdienne et passe à 2 centimètres au-dessus de l'angle du cartilage thyroïde pour se continuer jusque vers le milieu de la région
sous-maxillaire droite. Plusieurs petits ganglions indurés font suite
à la tumeur de ce côté.

Celle-ci est dure, rouge, tendue ; en trois endroits, sur les inci-
sions faites il y a trois mois, existent des bourgeons charnus ;
l'ulcération qui a bourgeonné au niveau du maxillaire réséqué, a la
dimension d'une pièce de cent sous et, sur sa partie antérieure,
existe un trajet fistuleux par lequel on fait sourdre du pus à la
pression ; les deux autres surfaces bourgeonnantes sont beaucoup
plus petites et sécrètent un liquide séreux.

Il existe un asymétrie faciale due au développement de cette
tumeur : les lèvres, à gauche, proéminent en avant, tandis qu'elles
sont déjetées en dehors à droite où le pli naso-génien a presque
disparu. Le malade peut facilement ouvrir la bouche par laquelle
il s'écoule un liquide sanieux et fétide ; mais il ne peut déglutir ni
articuler un son car la langue n'existe plus ; à sa place, on
voit deux bourgeons ulcérés séparés par un sillon antéro-postérieur ;
le bourgeon droit est plus proéminent et s'applique directement
contre le maxillaire et contre les dents ; le bourgeon gauche est
séparé de la tumeur externe par un sillon, le maxillaire ayant été
réséqué à cet endroit.

L'adénopathie n'est pas généralisée ; elle existe seulement au
cou et à la face : sur le côté latéral gauche du cou, on trouve une
grosse masse ganglionnaire unique le long du bord postérieur du
sterno-cléido-mastoïdien et en dessous de l'apophyse mastoïde.

A droite, quelques ganglions sous-maxillaires font suite à la
tumeur ; d'autres, plus petits, se rencontrent le long du bord anté-
rieur du trapèze ; tous ces ganglions sont mobiles, durs, et roulent
sous les doigts.

Les régions sus-claviculaires et axillaires n'ont pas de ganglions
indurés.

Depuis bientôt deux ans, le malade ne se nourrit que de soupes

et de viandes hachées; son aspect général est bon ; il n'a pas le
teint jaune paille et son amaigrissement n'est pas très prononcé.
Il pèse actuellement 44 kilogrammes et dit n'avoir perdu que 4
kilogrammes depuis deux ans.

Le malade est soumis au traitement suivant :
Une injection intramusculaire de

Chlorhydrosulfate de quinine. . . . . 0^{gr},5o
(2 seringues de Pravaz.)

tous les jours avec pansements humides d'une solution de :

Chlorhydrosulfate de quinine. . . . . . 10 grammes.
Eau distillée. 100   —

La première injection a été faite le 28 janvier 1901.

7 *février* 1901. — Amélioration notable ; les douleurs et l'insomnie ont disparu depuis deux jours; la suppuration a diminué,
elle est moins fétide. Cependant, il est apparu à la partie latérale
gauche de la face, depuis l'aile du nez jusqu'à la paupière, une
légère tuméfaction rougeâtre et cela, brusquement, en une nuit,
sans symptômes prémonitoires.

C'est un œdème mollasse qui n'est point douloureux.

9 *février*. — L'œdème apparu avant-hier a complètement disparu ; la tumeur initiale est très ramollie et très diminuée; la douleur locale et auriculaire n'existe pas ; la suppuration est toujours
la même.

18 *février*. — Le malade se promène dans la salle ; il a l'air
bien portant et il est gai. La tumeur diminue encore ; la suppuration est la même ; il n'a pas de fièvre. L'appétit est bon ; il a cependant perdu 1 kilogramme depuis son entrée ; il ne pèse que 43
kilogrammes.

21 *février*. — Le malade se plaint d'avoir froid ; il tousse et accuse une douleur très aiguë au niveau du mamelon gauche ; il est
pâle et fatigué. Température 39°.

On supprime la quinine et l'on fait une injection de morphine.

21 *février*. — Le soir, à 4 heures, le malade meurt subitement.

Autopsie. — La tumeur épithéliale est à peine grosse comme un petit œuf de poule ; elle adhère fortement à l'os hyoïde, aux deux tronçons du maxillaire inférieur réséqué et à la peau. Cette tumeur est dure, absolument pas dépressible. La coupe en est résistante mais le couteau ne crie pas. On voit des points jaunâtres enchâssés dans le tissu ambiant sclérosé. Si l'on exprime ou si l'on gratte la surface divisée, on voit sourdre quelques gouttelettes d'un liquide visqueux.

On n'a pas fait d'examen histologique de la tumeur.

Les poumons sont de couleur gris verdâtre et un peu livides ; ils sont petits, rétractés et parsemés, le gauche surtout, de granulations jaunes ; ils ne pèsent que 1^{kgr},600 ; les adhérences pleurales sont nombreuses. A la coupe du poumon droit, vers le tiers supérieur, on trouve une caverne grosse comme le poing et un peu plus haut, deux autres, beaucoup plus petites ; elles laissent échapper une liquide verdâtre, jaune par moments, purulent et fétide. Au poumon gauche, il y a une infiltration caséeuse au sommet et de nombreuses granulations au-dessous.

Le foie est normal quant au poids : il est un peu graisseux ; on n'y trouve aucune trace de foyer secondaire tuberculeux ou épithélial.

L'estomac, les reins sont absolument normaux.

Ce malade ne s'étant jamais plaint au point de vue respiratoire, nous avons quelque peu négligé cet examen spécial et fûmes-nous très surpris à l'autopsie.

OBSERVATION IX

Cancer du larynx. Morcellement répété. Augmentation de la tumeur et cachexie. Traitement par le chlorhydrate de quinine. Diminution de la tumeur et amélioration de l'état général.

Durand J..., cocher, 55 ans.

Dans sa famille, ses parents et un frère sont morts d'accidents.

Personnellement, aucune maladie antérieure.

Il y dix mois, le malade a eu une laryngite. A la suite de libations copieuses, son mal augmente et il en ressent bientôt de violentes douleurs dans l'oreille droite qui l'empêchent de dormir. En même temps, il ne peut rien déglutir sans douleur et sa voix, grave d'ordinaire, devient encore plus rauque.

Voici l'examen laryngologique fait à cette époque par le D^r Le Marc Hadour.

La glotte est masquée par une tumeur végétante grisâtre recouverte de mucosités sanguinolentes. Cette tumeur est constituée par l'épiglotte dégénérée et les replis aryténo-épiglottiques. Les deux aryténoïdes sont volumineux mais difficiles à voir à cause du volume de l'épiglotte qui les domine. La glotte est invisible; il y a sur la face latérale du pharynx, à gauche, des productions analogues qui remontent jusqu'au pharynx nasal et descendent aussi bas que le miroir permet de voir.

Peu de douleurs au début; quelques hémorragies sans gravité; pas de fétidité dans l'haleine.

Ganglions sous-maxillaires à gauche.

Le traitement spécifique qui avait été institué par acquit de conscience, ne donna aucun résultat; à plusieurs reprises la tumeur est morcellée; mais le sang limite l'intervention à quelques prises peu volumineuses et le résultat est illusoire, les fongosités se reproduisant au bout de quelques jours.

Les douleurs augmentent et la dysphagie paraît vers le commencement de février 1901, la cachexie s'accuse et nous l'envoyons à l'hôpital.

26 *février* 1901. — État actuel (entrée à l'hôpital). A la région sus-hyoïdienne gauche, vers la partie latérale du cou, il existe une tumeur grosse comme une noix. Cette tumeur est située à égale distance du menton et de l'angle de la mâchoire inférieure, à 2 travers de doigt du bord inférieur de l'os maxillaire; en avant, elle descend jusqu'au cartilage thyroïde puis va obliquement en arrière et en bas rencontrer le sterno-cléido-mastoïdien à 3 centimètres environ de la clavicule. En arrière elle est limitée par le sterno-cléido-mastoïdien. Une bande en apparence saine, large de 2 doigts, sépare cette tumeur de la glande sous-maxillaire grosse et indurée.

Le long du sterno-mastoïdien et en dessous de lui on perçoit quelques ganglions petits et durs, roulant facilement sous les doigts. Lorsque l'on presse sur la tumeur, le malade accuse une douleur assez vive et si on lui demande de parler, il le fait avec beaucoup de peine.

La région correspondante à droite est tout à fait normale; la partie antérieure du cou est cependant dure, comme carapaçonnée.

Le malade a bon appétit; mais il ne peut manger à cause des douleurs qu'il éprouve lorsqu'il avale, il boit cependant bien. Il crache modérément; dans ces crachats, surtout après un excès de boisson, on voit des minces filets de sang. Sa respiration a toujours été bruyante mais, depuis six semaines environ, elle est devenue plus rude, en même temps qu'apparaissaient des douleurs violentes au niveau de la tumeur et dans l'oreille correspondante.

Pas de signes stéthoscopiques dans le thorax.

26 *février*. — Le malade est soumis au traitement suivant :

1° Chlorhydrate basique de quinine. . . . . . $0^{gr},50$
(Pour un cachet.)

deux semblables par jour, un avant chaque repas.

2° Injection intramusculaire de 2^{cm3} de chlorhydratre neutre. $1^{cm3} = 0^{gr},25$
(Une par jour.)

2 *mars* 1900. — Les douleurs dans l'oreille ont disparu. La voix est beaucoup plus dégagée : ce n'est que lorsqu'on presse fortement sur la tumeur que la voix redevient rauque et que la douleur reparaît. Quant à la tumeur, elle est restée la même comme dimensions, mais elle paraît moins dure.

9 *mars*. — Légère diminution de la tumeur; état général excellent.

16 *mars*. — Le malade s'est gratté à plusieurs reprises à la région deltoïdienne où on lui avait fait l'injection intramusculaire. La piqûre est entourée d'une petite zone enflammée et légèrement œdématiée.

Pansements humides. On supprime la quinine.

20 mars. — Le malade arrache son pansement pour se gratter ; il le fait volontairement et malgré les observations de l'infirmière. L'œdème est plus étendu et fluctuant ; on fait une incision et il s'écoule un peu de pus verdâtre.

Pansements humides, deux fois par jour.

24 mars. — L'abcès est en voie de guérison le malade étant plus docile et se laissant soigner..

30 mars. — Reprise du traitement : deux cachets de 50 centi-grammes de chlorhydrate et une injection de 50 centigrammes.

20 avril. — Le malade demande à partir ; il se sent bien et ne veut pas rester à l'hôpital.

La tumeur, extérieurement, a presque disparu ; à peine trouve-t-on un petit nodule gros comme un pois. La glande sous-maxillaire qui était grosse et indurée est tout à fait normale.

On lui conseille de reprendre le traitement chez lui après 10 jours de repos.

30 avril. — Le malade se présente à la clinique du D^r Le Marc Hadour qui a bien voulu nous communiquer le résultat de l'examen laryngologique :

La tumeur de l'épiglotte est moins volumineuse qu'avant le traitement et surtout moins sanieuse. L'amélioration est nettement visible au niveau de la face latérale du pharynx : à l'époque où le patient entrait à l'hôpital, les végétations pharyngées et la tumeur de l'épiglotte ne formaient en se touchant qu'une masse sanieuse et bourgeonnante ; actuellement, l'isthme du pharynx est très dégagé et le contact n'existe plus ; aussi le malade déclare t-il manger beaucoup plus facilement. Le malade cesse le traitement et vient nous revoir en mai :

La dysphagie reparaît et l'amaigrissement se manifeste de nouveau ; les ganglions ont reparu. Il n'y a pas de modification objective appréciable.

OBSERVATION X

*Tumeur maligne du sein droit. Ganglions axillaires et clavicu-
laires. Ablation. Gonflement douloureux du bras droit avec
induration. Nodule scléreux sur le bras gauche. Traitement
quinique, mixte. Disparition du nodule et de la douleur.*

Anna Ni..., 50 ans, ménagère.

Père mort d'une fluxion de poitrine à l'âge de 67 ans.

Personnellement, elle n'a eu aucune maladie antérieure ; à
l'âge de 17 ans, cependant, elle a eu une tuméfaction au niveau de
la région cervicale dont la nature n'a pu être élucidée; la malade
croit avoir entendu parler d'un commencement de goitre, mais
elle ne peut préciser ; quoi qu'il en soit, cette tumeur disparut
après une application prolongée d'une pommade jaune (?).

Il y a trois ans, la malade est tombée de sa hauteur dans l'es-
calier, le bras droit, vers son tiers supérieur, ayant porté sur la
marche. Elle a ressenti une violente douleur et n'a pu se servir
de son bras pendant quelque temps. Peu à peu, les mouvements
reviennent, mais la douleur ne s'amende pas. Quatre ou cinq
mois après l'accident, apparaît un nodule sur le sein droit, à
12 centimètres environ de la ligne médiane et à 5 ou 6 centimètres
au-dessus du mamelon. Ce nodule est excessivement dur et fixé
solidement sur les plans sous-jacents; il se développe doucement
et cause à la malade de vives douleurs, qui s'irradient dans tout
le bras. Bientôt le nodule forme une tumeur grosse comme un
œuf de poule; la peau est rouge et tendue, le mamelon rétracté,
et une ulcération se produit au niveau du nodule primitif, où la
peau était mince et violacée. La malade se fait opérer en février
1900 dans le service de M. Lejars, qui lui enlève la tumeur.

Après l'opération, elle ressent un très grand soulagement
et pendant quelques semaines son état est en tous points satisfai-

sant ; mais bientôt, le bras droit qui n'était que douloureux se met subitement à grossir et c'est cette augmentation de volume qui la décide à venir consulter.

A l'examen, nous voyons à la partie droite de la poitrine une longue cicatrice qui se prolonge jusque vers l'aisselle. La glande mammaire est absente ; mais la peau, très épaisse, forme des replis, autour desquels on voit de l'érythrasma. Le membre supérieur droit est énorme ; des mensurations faites sous l'aisselle, au coude et au poignet, nous donnent les chiffres de 44, 40 et 34 centimètres ; les chiffres correspondants pour le membre gauche sont de 37, 34 et 28. La peau est blanche, comme insufflée et les orifices des glandes sudoripares et sébacées sont béants et hypertrophiés ; la consistance de l'œdème est excessivement dure, peu élastique, presque ligneuse ; en même temps tout le membre est douloureux et la malade ne peut s'en servir. A la région deltoïdienne du côté opposé, on voit un petit nodule gros comme une noisette ayant la même consistance que l'œdème du bras droit. Un seul ganglion à la région sus-claviculaire droite. La malade mange avec appétit, dort relativement bien et ne se plaint d'aucun autre organe ; elle pèse 76 kilogrammes.

10 *mars* 1901. — Nous instituons le traitement quinine de la façon suivante : trois fois par semaine, une injection intramusculaire de 1 gramme de bichlorhydrate de quinine ; les trois autres jours, elle prend deux cachets de quinine par la bouche.

1er *avril*. — La malade supporte bien la quinine ; elle n'a point de bourdonnements, ni de la gastralgie, mais elle prétend que les injections la saoulent. Aucune modification apparente ; mais la malade est plus gaie ; il lui semble qu'elle va mieux. La malade étant indisposée, nous suspendons le traitement.

10 *avril*. — Reprise du traitement ; les douleurs pendant la suppression de la quinine ayant augmenté, nous associons l'antipyrine à la quinine ; la malade prend alors deux cachets de

Antipyrine. . . . .)
Quinine. . . . . } *aa* 0gr,75

(Par jour.)

3o *avril*. — Le nodule du bras gauche paraît moins dur ; le bras droit est beaucoup moins tendu.

3o *mai*. — Aucune modification.

2o *juin*. — Nous avons associé à la quinine la médication arsenicale (10 juin) et, dès le lendemain, la malade se sentait mieux ; à l'heure actuelle, elle ne souffre plus du tout dans le bras gauche ; celui-ci a augmenté un peu de volume (il mesure actuellement 46 centimètres, 43 et 35), mais l'œdème est mollasse et n'a plus la consistance ligneuse d'autrefois ; le nodule du bras gauche a disparu. L'état général est excellent ; la malade mange avec appétit et pèse 78 kilogrammes : elle a augmenté de 2 kilogrammes.

Observation XI

Lit n° 4, salle Couverchel. Présentée à la Société de Chirurgie. — Observation parue dans le *Bulletin de la Société de chirurgie*, 20 février 1901.

Néoplasme ulcéré du sein gauche. Ganglions axillaires et susclaviculaires. Douleurs intolérables, inappétence absolue. Médication quinique. Rétrécissement et cicatrisation de l'ulcération. Suppression de la médication. Apparition des douleurs. Disparition définitive des douleurs avec traitement quinique associé à la liqueur de Fowler.

Clarisse P..., cinquante ans, est adressée par M. Thoumas le 19 novembre 1900. Se plaint de vives douleurs dans le dos et les membres inférieurs ; elle est incapable de se mouvoir.

A l'examen, l'attention est attirée tout d'abord par la mamelle gauche ulcérée et déformée ; elle est immobilisée contre la paroi thoracique par des adhérences. Au niveau de la partie la plus saillante du sein, existe une ulcération allongée dont le centre atteint les dimensions d'une pièce de cinq francs ; ses bords irréguliers et déchiquetés se continuent en s'amincissant, avec le fond qui est bourgeonnant, grisâtre et recouvert par un liquide sanieux ayant une odeur désagréable. Au centre, on aperçoit une saillie polylobée formée par des débris du mamelon. Du pourtour de l'ulcération, partent une série de sillons disposés radiairement et s'étendant jusqu'à la circonférence de la mamelle.

En explorant le revêtement cutané de la glande, on trouve, en haut et en dedans, à un travers de doigt du bord de l'ulcération, un épaississement nodulaire de la peau atteignant le volume d'un haricot. Il en existe un second un peu plus en dedans, à 3 centimètres au-dessus du précédent et ayant les mêmes dimensions que lui, et enfin un troisième moins volumineux dans les plis cutanés qui avoisinent la perte de substance. Ces nodules, très durs, siègent dans l'épaisseur même du derme; on peut, en effet, les déplacer facilement en les pinçant entre les doigts. Les deux premiers font une saillie assez marquée et présentent une coloration rose jaunâtre. La peau, au niveau de la mamelle, a en grande partie sa mobilité.

La glande forme une masse dure, bosselée, dans laquelle on peut différencier les unes des autres les parties constituantes (lobules, tissu conjonctif).

Trois ganglions, gros comme une noisette et très durs, se trouvent dans l'aisselle ; ils glissent sous le doigt ; d'autres, plus petits, se trouvent à quelque distance ainsi que dans le creux sus-claviculaire.

L'affection a débuté il y a trois ans : il s'était formé une « petite bille » en haut en dedans du mamelon qui s'est ulcérée au mois de juillet 1900.

Au cours de la lactation le sein malade a eu plusieurs infections ; la malade a eu six enfants dont l'un est mort quelques jours après la naissance : elle a nourri les autres au sein. Chaque allaitement a été prolongé pendant 16-18 mois et s'est accompagné de crevaces et d'abcès dont on voit encore les cicatrices.

Au mois d'avril dernier, apparaissent des douleurs dans la région dorso-lombaire, elles persistent depuis, revenant par accès et s'étendant alors dans l'abdomen et dans les membres inférieurs. Elles se généralisent bientôt à tel point que la malade n'a pu quitter son lit depuis le mois de septembre. Cachexie assez prononcée avec facies à coloration jaunâtre ; le sommeil et l'appétit ont complètement disparu, mais il existe encore un certain embonpoint. La constipation est opiniâtre, mais il n'existe pas de troubles vésicaux et l'urine est normale. L'impotence musculaire est absolue :

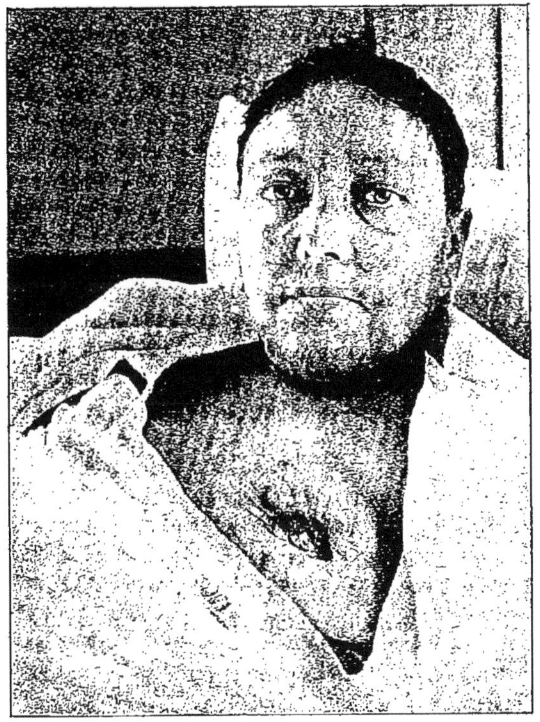

Fig. 2, obs. XI.

A.-G. Napier.   Page 66.

le talon ne peut être détaché du plan du lit et le moindre mouvement détermine des douleurs intolérables. Les réflexes du genou sont abolis ; la sensibilité est intacte.

En raison même des caractères que présentait la tumeur, de l'existence des nodules cutanés et de la polyadénite de voisinage, et aussi à cause du mauvais état de la malade, nous avons écarté toute intervention chirurgicale et songé à la médication palliative, c'est-à-dire à calmer ses douleurs. On eut recours à la morphine.

Mais les observations publiées par M. Jaboulay sur l'effet curatif de la quinine m'incitèrent à l'employer ; les injections furent commencées le 20 novembre, elles furent faites à la fesse et à la face externe de la cuisse ; elles furent d'abord quotidiennes et composées de o^{gr},50 puis de o^{gr},25 de chlorhydro-sulfate de quinine en solution. Au bout de cinq jours survinrent quelques phénomènes d'intolérance (étourdissements, bourdonnements d'oreilles, palpitation) qui nous déterminèrent à n'avoir recours à la médication que tous les deux jours.

Au bout d'un mois, vers le 15 décembre, l'accoutumance à la quinine s'est faite ; les crises douloureuses sont moins intenses et moins fréquentes ; depuis quelque temps déjà la malade dort quelque peu et mange avec appétit ; elle nous fait remarquer que son ulcération est moins suintante et qu'elle a cessé de s'agrandir et de se creuser. Les forces reviennent progressivement. A la fin de décembre, les nodules cutanés ont pâli et sont en voie de régression ; les ganglions axillaires et sus-claviculaires ont diminué très sensiblement : ils ne sont guère plus gros qu'un petit pois. A partir du 12 janvier, on fait une injection de quinine tous les jours. Voici la solution de la formule employée :

Chlorhydrate nentre de quinine.. . . . . 1 gramme.
Eau distillée.. . . . . 4 —

(Un centimètre cube représente o^{gr},25 de sel.)

L'ulcération n'a été nettoyée qu'avec de l'eau bouillie puis recouverte d'un morceau de coton hydrophile sec.

Elle est, maintenant, rétrécie des trois quarts et elle s'est recouverte d'une croûte épidermique au centre de laquelle on aperçoit quelques débris du mamelon. La sécrétion n'existe plus depuis assez longtemps déjà.

L'état général s'est sensiblement amélioré ; la malade mange avec appétit, dort bien et a retrouvé sa gaieté ; elle peut se lever pendant une ou deux heures.

Nous avons suivi cette malade dans le service de notre maître : vers le 10 *février,* on avait suspendu le traitement pendant une dizaine de jours afin de laisser reposer la malade ; les douleurs sont revenues au commencement de mars, violentes, s'irradiant vers les aines et tout le long des sciatiques ; pour les calmer, nous avons plusieurs fois eu recours au siphonnage ; mais celui-ci n'apportait qu'un soulagement passager.

Le 10 *mars,* on reprend les injections de quinine et, progressivement, les douleurs disparaissent.

Le 1ᵉʳ *avril,* nouvel arrêt dans le traitement et nouvelle apparition des douleurs, beaucoup moins violentes cependant ; l'appétit, cependant, n'est pas excellent et la malade se fatigue très vite lorsqu'elle est debout. Reprise de la quinine le 12 avril, amélioration sensible.

Au mois de mai, nous avons été consulter le Dr Jaboulay à Lyon et, pendant notre absence, notre malade n'avait eu aucun traitement ; à notre retour nous ne fûmes pas surpris de la voir avec de nouvelles crises douloureuses. Sur le conseil du Dr Jaboulay, nous lui avons associé les sels d'arsenic et depuis le premier juin la malade prend de la liqueur de Fowler par gouttes, concurremment avec les injections de quinine. Nous avons supprimé, les injections le 16 juin, et la malade, jusqu'à ce jour, n'a accusé aucune douleur.

CONCLUSIONS

1° En admettant l'hypothèse très probable que certaines tumeurs malignes sont d'origine parasitaire animale, leur traitement par les sels de quinine semble justifié.

2° Les sels solubles de quinine agissent non seulement sur les tumeurs elles-mêmes, mais encore sur l'état général.

3° L'emploi des sels solubles de quinine peut être appliqué au traitement des néoplasmes inopérables ou récidivants.

4° Leur action est augmentée lorsqu'on les associe aux composés arsenicaux.

5° Cette méthode de traitement est des plus faciles, car elle utilise un médicament dont les effets sur l'organisme sont bien connus, et ne nécessite aucun outillage particulier.

BIBLIOGRAPHIE

Bard. — Précis d'anatomie pathologique. Paris, 1899.

Behla. — *Centralblatt für Bakteriologie*, 1898, t. 24.

Blanchard. — *Zoologie méd.*

Bosc. — Le cancer.

—   *Soc. de biol.*, 17 décembre 1898.

Bra. — *Soc. de biol.*, 12 novembre 1898.

—   *Presse méd.*, 22 février 1899.

Brault. — De l'origine non bactérienne du cancer, in *Archives générales de médecine*, 1885.

—   Discussion de la théorie parasitaire des tumeurs, in *Man. d'histol. pathol.* Cornil et Ranvier.

Chevalier. — *Thèse*, Paris, 1897-1898.

Colley. — The Treatment of Inoperable Cancer, in *The Practiomer*, 1899.

Constantin. — Sur les levures des animaux. *Bull. de la Société mycolog. de France*, t. XVII, 2ᵉ fasc.

Cornil. — *Bull. Acad. de méd.*, juin 1891.

Courtois-Suffit. — Rôle des ganglions lymphatiques dans le cancer, in *Journ. de méd. de Paris*, juin 1901.

Curtis. — *Presse méd.*, 6 avril 1901.

D'Arcy-Power. — The Local Distribution of Cancer and Cancer-Houses, in *The Practitionner*, 1899.

Fabre-Domergue. — Discussion sur l'origine coccidienne du cancer, in *Ann. de micrographie*, 1894.

Fadyean. — The Occurence of Cancer in Lower Animals. *The Practitionner*.

Gombault. — Article Cancer, in *Traité de médecine*.

Hallion. — Théorie du Rajeunissement karyogamique, in *Intermédiaire des Biologistes et des Médecins*, mai 1899.

Haviland. — The Medical Geography of Cancer in England and Wales. *The Practitionner*, 1899.

— *The Lancet*, 1899.

Jaboulay. — Régression médicamenteuse de tumeurs malignes.

— *Lyon médical*, juin 1900.

— *Lyon médical*, septembre 1900.

— La quinine dans le cancer, *Province méd.*, juillet 1900.

Launois. — *Bull. des Mém. de la Soc. de chirurgie*, février 1901.

Marie. — *Thèse*, Paris, 1895-1896.

Morau. — Recherches expérimentales sur la transmissibilité de certains néoplasmes, in *Arch. de médecine expérimentale*, 1894.

Malcolm. — *The Lancet*, 1899, avril.

Ménétrier. — Art. Tumeurs, in *Traité de pathologie générale*.

Metchnikoff. — *Rev. gén. des Sciences*, septembre 1892.

Newsholme. — The Statistics of Cancer. *The Practitionner*, 1899.

Noel. — *Thèse*, Paris, 1896-1897.

Park (Rosewell). — A further Inquiry into the Frequency and Nature of Cancer. *The Practitionner*.

Payne (Franck). — A Lecture on the Increase of Cancer. *The Lancet*, 1899.

Parville (de). — Causeries scientifiques. *Journ. des Débats*.

Patel. — *Gaz. hebdomad.*, décembre 1900.

Plimmer. — Ou the Aetiology and Histology of Cancer.

— *The Practitionner*, 1899.

— *The Lancet*, march 1899.

Quénu. — Article Cancer, in *Traité de chirurgie*.

Russel. — *The Lancet*, march 2 april 1899.

Ravet. — *Thèse*, Lyon, 1899-1900.

Ruffer. — *The Lancet*, 1899.

San Felice. — *Centralblatt für Hygiene* 1898.

Varigny (de). — Causeries scientifiques du *Temps*.

Williams. — *The Lancet*, october 1899.

Wlaeef. — *Comptes rendus de l'Acad. de méd.*, novembre 1900.

— Les Blastomycètes dans la Pathologie humaine, *Presse méd.*, 1901.

CHARTRES. — IMPRIMERIE DURAND, RUE FULBERT.